王陇德总主编　　　　健康9元书系列

异动的心

——心律失常百问

主　编

杨新春

副主编

田　颖

编　者

焦震宇　李艳兵　毛　俊

石　亮　尹先东　周　旭

金盾出版社

内 容 提 要

本书以问答的形式，分析了心律失常的病因病机，着重介绍了心动过缓、心动过速、期前收缩、晕厥、房颤、室颤等各种心律失常的致病原因、治疗方法、急救方法及日常保健注意事项，为心律失常患者的治疗、急救和护理提供了有效帮助。其内容丰富，科学实用，简便易行，适合广大群众阅读。

图书在版编目(CIP)数据

异动的心——心律失常百问/杨新春主编. --北京：金盾出版社，2012.5
(健康9元书系列/王陇德总主编)
ISBN 978-7-5082-7593-2

Ⅰ.①异… Ⅱ.①杨… Ⅲ.①心律失常—诊疗—问题解答 Ⅳ.①R541.7-44

中国版本图书馆CIP数据核字(2012)第081784号

金盾出版社出版、总发行
北京太平路5号(地铁万寿路站往南)
邮政编码：100036 电话：68214039 83219215
传真：68276683 网址：www.jdcbs.cn
北京燕华印刷厂印刷、装订
各地新华书店经销
开本：787×930 1/32 印张：3.5 字数：50千字
2012年5月第1版第1次印刷
印数：1～50 000册 定价：9.00元

编 委 会

序

随着经济的发展，时代的进步，医疗卫生水平的提高，我国疾病谱发生了很大变化，预防为主的观念也在变化。过去讲预防为主，主要是预防传染病，因为传染病是当时居民的主要死亡因素。近些年来，虽然传染病得到有效控制，可是脑卒中、冠心病、高血压、糖尿病等慢性病却成为影响居民健康的主要因素。2008 年公布的“我国居民第三次死因抽样调查结果”显示，脑血管病已成为我国国民第一位的死亡原因，死亡率是欧美国家的 4～5 倍、日本的 3.5 倍，甚至高于泰国、印度等发展中国家。《中国心血管病报告 2010》显示，目前全国有高血压患者 2 亿人，成为严重威胁我国人民健康的主要疾病。然而，我国人群高血压的知晓率、治疗率和控制率仅分别为 30.2%、24.7%和 6.1%，仍处于较低水平。高血压不仅是一个独立的疾病，也是脑卒中、冠心病、肾衰竭和眼底病变的主要危险因素。高血压患者还常常伴有糖尿病等慢性疾患。

当前，造成我国国民慢性疾病上升的主要原因有：

不健康的生活方式：除了平均寿命延长以外，另一个主要原因就是长期不健康的生活方式。不健康的生活方式助长了慢性病的高发和威胁。很多人长期大鱼大肉，摄入过多的热能，加之不良的生活习惯，如过量饮酒、吸烟、身体活动不足，导致肥胖、血管硬化等。这些都是慢性疾病的主要危险因素。

健康素养水平较低：人民的健康知识并未随着生活水平的提高而增多。中国健康教育中心（卫生部新闻宣传中心）公布的我国首次居民健康素养调查结果显示，我国居民具备健康素养的总体水平为6.48%，即每100人中仅有不到7人具备健康素养。本次调查就科学健康观、传染病预防、慢性病预防、安全与急救、基本医疗5类健康问题相关素养现状进行了分析。结果表明，慢性病预防素养水平最低，仅为4.66%。

养生保健中的误区：由于健康知识的不足，人们在养生保健中的误区也十分常见，如蛋黄里含有大量的胆固醇，血脂高的人群不能吃蛋黄；水果是零食，可吃可不吃；爬山是中老年人最好的锻炼；闻鸡起舞，中老年人晨练好处多等。这些误区不仅起不到保健的作用，而且可能造成对健康的损害。

由此可见，改变人们不科学的生活方式，提高群众的健康知识水平显得尤其重要。金盾出版社邀我组织编写一套防病治病和养生保健类的科普图书。《健康9元书系列》正是秉承了这一使命，将深奥的医学科学知识转化为通俗易懂的老百姓的语言，将科学的健康知识呈现给大家，正确指导群众的保健行为。《健康9元书系列》共50种，编写此套系列丛书的50余位作者中，既有胡大一、洪昭光、向红丁等一批全国知名的大专家，也有活跃在基层医院临床第一线的中青年专家。他们都拥有扎实的医学理论基础和丰富的临床经验。更为难能可贵的是，他们除了做好自己的医疗、教学和科研工作以外，都热衷于健康科普宣传工作，花费了大量的业余时间编写这套系列丛书。这套系列书从常见病的防治到科学的养生保健方法，从慢性疾病的营养配餐到心理保健，涉及面广，实用性强，让读者看得懂，学得会，用得上。希望通过《健康9元书系列》的出版，为我国民众的健康知识教育和健康水平的提高贡献一份力量。

中华预防医学会会长
中国工程院院士

2012年4月于北京

前　言

心律失常是心血管疾病中的一个热点和难点。成为热点的原因是由于心律失常是危害人们健康和生命的一个重要疾病所导致的，它的存在很普遍，仅房颤这种心律失常，在我国就约有800万患者，与心力衰竭一起被视为21世纪的“流行病”，是心血管疾病中最重要的两种临床综合征。成为难点是因为心律失常具有发病急、变化快、风险高和治疗困难的特点，并且有一定的诊断难度。在临床上，心律失常已成为心血管疾病的一个重要组成部分，与其他心血管疾病有着密切关系。

心律失常症状较明显，且一些并发症的危险性很高，是猝死最主要的原因，但是很多患者对其了解不够。有些患者对心律失常及其并发症不重视，担心服药带来的不便或不良反应而不愿接受预防性治疗，甚至有些猝死的高危患者因为担心手术风险而拒绝接受手术治疗，抱有侥幸心理，最终导致悲剧的发生；也有部分患者因为对医生的警告过于担心，导致精神紧张，反而不利于疾病的治疗。

为了提高大家对心律失常的认识，我们编写了

《异动的心——心律失常百问》一书，希望能够帮助更多的心律失常患者正确地对待疾病，既不能盲目的恐惧，也不能置之不理讳疾忌医，应与医生合作，科学理性地对待预防和治疗。

杨新春

目录

1. 心脏是如何跳动的

心脏是个泵器官，由四个心腔构成，上面的两个心腔分别称为左、右心房，下面的两个心腔是左、右心室，其主要功能是向全身泵血，为身体各个器官和组织提供氧气和血液。心脏也是一个电器官，作为产生泵功能的机械活动是受电活动支配的，电冲动通过心脏的电信号传导路径，引起心肌按一定的时间间隔有规律地反复收缩和舒张，实现向全身泵血的功能。

正常情况下，这些电冲动由专门发出命令的司令部——窦房结发出，其位于右

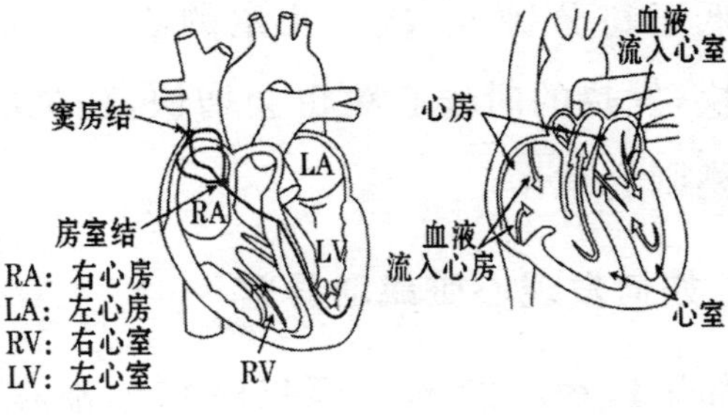

心房的上方，是心脏的天然起搏器。窦房结发出的指令先到达心房，左右心房同时

收缩，收缩会将血液填充到下方的心室。当电冲动经过中转站——房室结及各级传导束到达心室时，又会引起心室收缩，将血液泵入血管，人们感觉到的心跳就是来源于心室收缩。心脏短暂休息后，这一循环又重新开始。

2. 正常的心脏每分钟跳动多少次

休息时，健康的心脏每分钟跳动 60～100 次，通常认为每分钟 55 次左右的心跳也是正常的，在体力活动或情绪紧张时，身体需要更多的氧气，这时心率会增加到每分钟 100 次以上。运动员或老年人，平时心跳可能要低于每分钟 60 次。儿童的心跳比成年人略快，发热的时候心跳也会增快，睡觉的时候心跳则会减慢。

3. 如何发现心脏跳动异常

如果这种心跳的问题每时每刻都存在，那么一份简单的心电图就能确诊。但有些心跳问题不是每时每刻都出现，而是每天、几天甚至会很长时间才出现一次，这就需要做动态心电图的检查，连续记录24小时、48小时甚至7天的心电图。如果动态心电图也不能记录到心跳的异常，就需要在出现异常症状时尽快到医院就诊。如果有些心跳问题是在特定的环境或条件下发生，不妨模拟一下当时的情景看能否出现症状，例如，在劳累下或活动时出现异常，就可以做平板运动试验，在跑步机上跑步的同时记录心电图。

4. 什么是心律失常

从心脏跳动的表现来看，凡是与心脏跳动节律或频率相关的疾病，都可以称为心律失常。如，心跳过快、过慢或者时快时慢以及跳动不整齐等。有些人心律失常是持续性的，但更多患者大部分时间心跳都是正常的，偶尔会出现心脏停跳或夜间出现长时间停跳，这些就是发生了心律失常。

从医学的角度，即心律失常发生的机制上来看，正常心脏发出激动的器官是窦房结，由它发出的指令称为窦性心律，当心脏激动不是由窦房结发出，而是其他如心房、心室或房室结交界处发出，都称之为激动异常的心律失常；正常心脏激动的传导是沿心脏固有的传导通路按心房、房室结、心室的顺序传导最终激动整个心脏，如果心脏激动在传导的过程中，其顺序、速度、途径发生改变，也都称为心律失常。

5. 为什么我的心跳有时候会停一下

正常心脏的跳动是规则的，各次心跳间隔时间基本相等。导致感觉心跳停一下这种情况的因素有很多，例如，心脏突然出现期前收缩，会感觉跳的快了一下，然后停了一下；

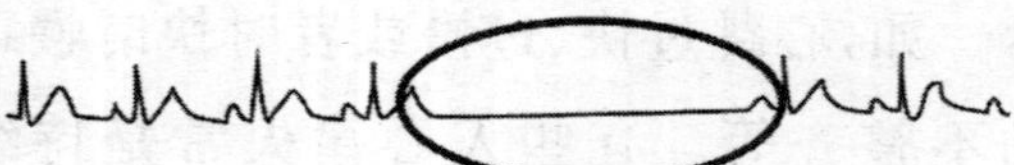

也有的是由于心脏起搏点出了问题，窦房结停止输出电信号（医学上称病态窦房结综合征），或信号传导系统出现异常，心室无法接到窦房结的信号，都可能会产生心脏停跳的感觉。有些人发生另外一些心律失常，比如，心房颤动，心跳不规律，时快时慢，也会有心

脏停跳的感觉，这些情况通过触摸脉搏都可以发现。

6. 心跳为什么会慢

有些人因为治疗其他疾病而服用药物导致心跳减慢，这类药物主要是β受体阻断药和一些抗心律失常药物，但更多的是由于疾病或衰老发生在心脏传导系统或传导通路的任何一个部位而导致心脏跳动不规则或持续缓慢，医学上称之为心动过缓。这种情况下，日常生活尤其在进行体力活动时，身体无法通过增加心跳次数来满足体力活动时需要更多氧气供应的需求，就会导致脑或全身缺血、缺氧，出现头晕、乏力虚弱，甚至晕倒的症状。如果同时伴有冠心病等疾病，心动过缓还会加重心绞痛等心肌缺血的症状。

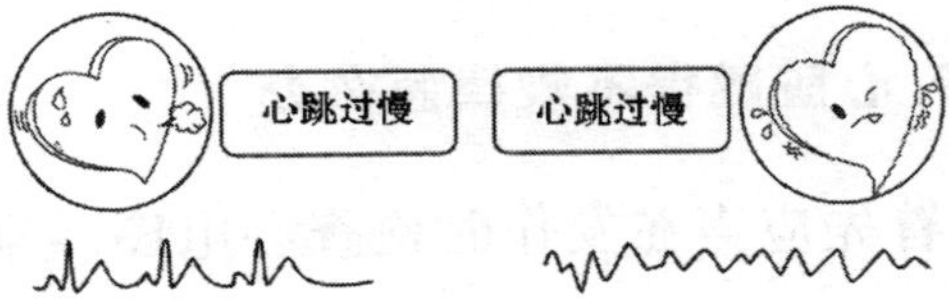

7. 心跳慢吃什么药

迄今为止，尚没有一种口服药物能够长期提高心跳次数。在紧急情况下，静脉滴注异丙基肾上腺素或阿托品可以短时间增加心率，但这些药物会增加心脏负担，可能对已有的其他心脏疾病带来不利的影响。有部分病人心率慢是迷走神经张力过高而导致的，这时口服对抗迷走神经的药物，如阿托品、654-2、麻黄碱等都可以增加心率，但要在医生分析诊断后，遵医嘱服用。

8. 心脏跳得慢怎么办

如果是因为药物引起的心跳慢，停药后心跳会逐渐恢复正常。假如不是药物导致或这种导致心跳慢的药必须吃，那么就需要置入心脏起搏器帮助心脏跳动。

9. 心脏跳得不规律怎么办

首先应当在发作时检查心电图或动态心电图，以明确心律失常的类型、决定治疗方法和选择适当药物。如果因为期前收缩或心房颤动引起的心律失常，则需要药物治疗或经导管射频消融治疗；假如是心脏本身起搏或传导系统出现病变而导致的心跳缓慢，那么在这个症状达到一定严重程度的时候就需要安装心脏起搏器。

10. 心脏起搏器是什么

通常所说的起搏器是一种能帮助心脏跳动的装置，当心跳慢不能满足人体需要时，起搏器开始工作，帮助增加心脏跳动。它包括脉冲发生器和起搏导线，脉冲发生器通过起搏导线与心脏连接，产生冲动信号后再通过起搏导线传送给心脏，引起心脏收缩跳动。通常心脏起搏器是按需工作的，当自身心跳达到一定标准时，起搏器处于备用状态，当心率慢于所设定标准时，起搏器就发出冲动信号，引起心脏跳动，补充心率。目前，还有用于治疗心力衰竭的三腔起搏器（CRT），是一种需要时刻工作的起搏器系统，目的是在心力衰竭时收缩不同步或不协调的心脏听从起搏器的指挥，同步、协调一致的收缩，以发挥最有效的心脏收缩，改善心脏功能。

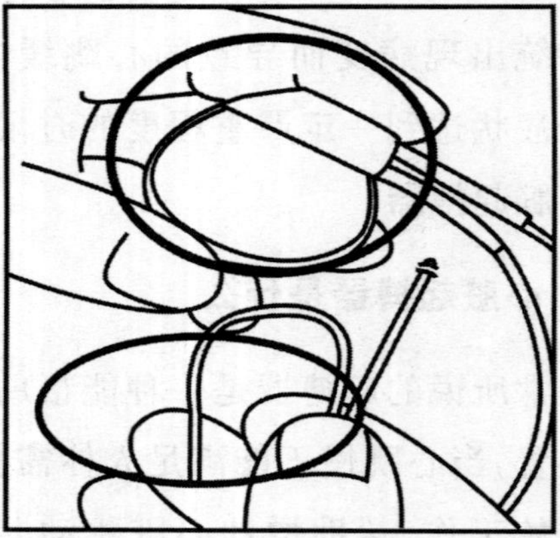

11. 安了心脏起搏器能乘坐飞机吗

安装心脏起搏器的患者可以乘坐飞机，但这种装置含有可触发机场金属探测器的金属部件。安全门不会损伤这一装置，但能探出体内有金属物质，安检时需要事先告知工作人员你安装有置入起搏器，并出示您的患者识别卡。安检时使用的手持探测装置可能会暂时性的影响装置的工作，在可能的情况下应要求徒手检查而不能使用手持探测设备。如果一定要使用手持探测设备，需要提前告知安全检查人员，请安检人员快速进行检查，不要把安全检测装置过长时间停留在脉冲发生器的上方。

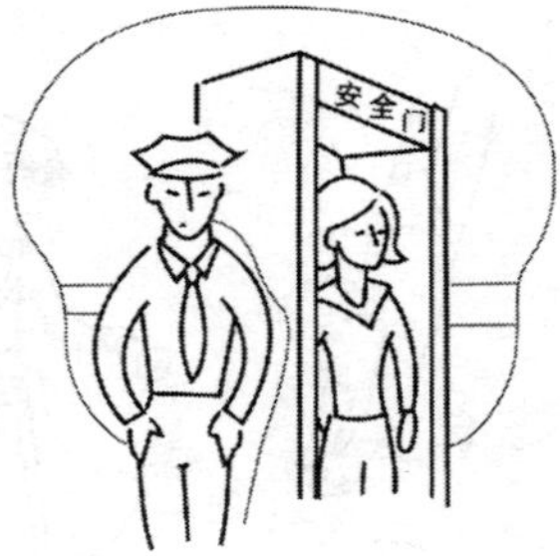

12. 安了心脏起搏器就不能运动吗

安装心脏起搏器或其他置入装置后，可以消除或减轻症状，提高生活质量。置入后的最初几天应尽量减少活动，过后可逐渐增加活动量。为了固定起搏导线，置入起搏器的一侧手臂在1～2周内最好不要高举，但可以轻微活动手臂。导线置入1～2个月便稳固了，可以进行正常的运动。大部分运动对起搏器是没有妨碍的，但是要尽量避免非常剧烈的运动。散步、高尔夫、门球等舒缓运动是很好的选择。另外，俯卧撑或单双杠等靠近起搏器埋入位置的运动必须避免。

13. 安了心脏起搏器就不用吃药吗

心脏病患者安装了起搏器只能解决心跳

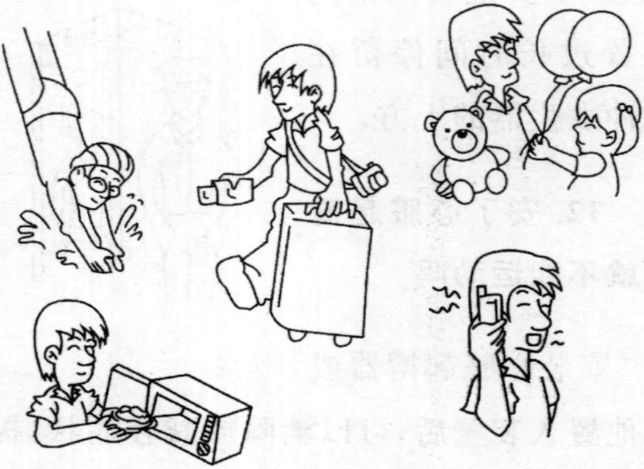

慢的问题，不能代替其他药物治疗。例如，治疗高血压、糖尿病、冠心病等疾病的药物不能停用，如果心率过缓的同时合并心绞痛的时候，还需要加用一些因为之前心跳过缓而不能应用的治疗心绞痛的药物，如β受体阻滞药和钙离子拮抗药等。

14. 晚上憋气坐起来是怎么回事

有些患者在夜里睡觉时，突然出现胸闷、憋醒，有窒息感，咳嗽频繁，出现呼吸困难。一般情况下是由于呼吸系统疾病所致，但是，在心功能不全时同样可以引起胸闷憋气，这是因为夜间迷走神经兴奋，心率减慢，因心血

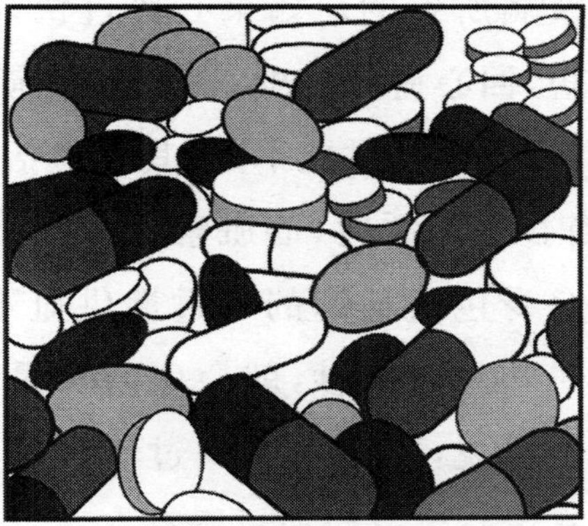

量增加，肺淤血加重的人心功能不会时会出现胸闷、憋气。改变体位后，双下肢回心血量减少，

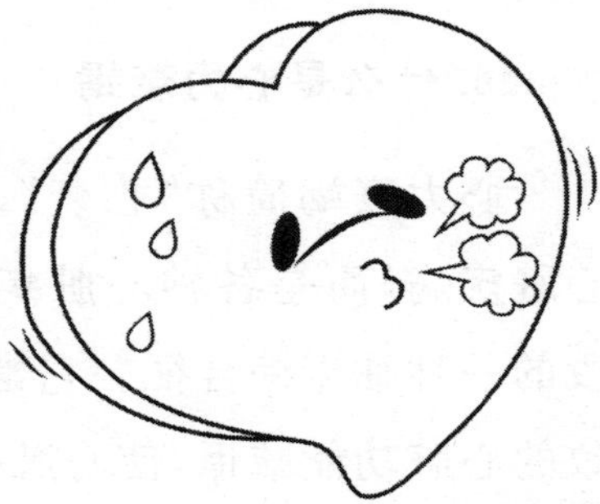

交感神经兴奋，心率增加。这种憋闷在坐起后可减轻或缓解。

15. 眼前一过性头晕、眼黑一定是脑血管病吗

一过性头晕、眼黑可以由很多疾病引起，包括脑血管病、眼部疾病等，但是，也有可能是心脏疾病所致的。如果心率过快，心脏舒张时间短，回心血量减少，会严重影响心脏射血功能，导致全身供血不足，其中包括脑供血不足；当心率过缓时，心脏射血次数太少，也会引起全身包括脑部的一过性供血不足，如果持续时间超过数秒，就会引起头晕黑蒙的症状。所以说，如果出现一过性眼黑、头晕，要注意有无心跳过快或过慢存在。

16. 什么是心力衰竭

心力衰竭简称“心衰”，不是一种独立的心脏疾病，而是各种心脏疾病发展到严重阶段的一种临床综合征。它是由于各种原因导致的心脏功能减退，使心脏排血量减少，不能满足人体各组织器官需要，从而引起的一系列临床症状和体征。心衰早期心脏有很强的代偿能力，可以没有任何症状，但做检查时会发现心脏增大，功能减低，此时称为无症状心衰。当心衰后期，心脏代偿调节已经不能维持足够的心排血量，出现了乏力、气短、胸闷、下肢水肿等症状，称为失代偿性心衰。

17. 咳嗽咳痰是不是一定得了肺炎

心力衰竭到了失代偿期的时候，表现为胸闷、气短，类似于肺部疾患的症状。开始时是活动或劳动后不适，后来在静息状态下也会憋气，可以在夜间熟睡时出现憋气而被迫坐起，频繁咳嗽、咳白色或粉红色泡沫痰。另外，患者还有疲乏无力、记忆力下降、胸痛、头晕、食欲缺乏及下肢水肿等症状。

18. 心脏再同步治疗能够治疗心力衰竭

一部分心力衰竭患者左右心室或者心室内收缩不同步。这时候需要一种非药物心衰治疗方法，在右心房、右心室和左心室分别置入起搏器导线，通过起搏的方法使得心房和左右心室按顺序跳动、使心脏收缩的同步性得到恢复，心脏再同步治疗也称 CRT。CRT治疗并不能取代药物，三腔起搏器(CRT)合并药物治疗，可以改善心衰症状，提高患者生活质量，降低死亡率和住院率，延缓心衰患者的病程和改善预后。

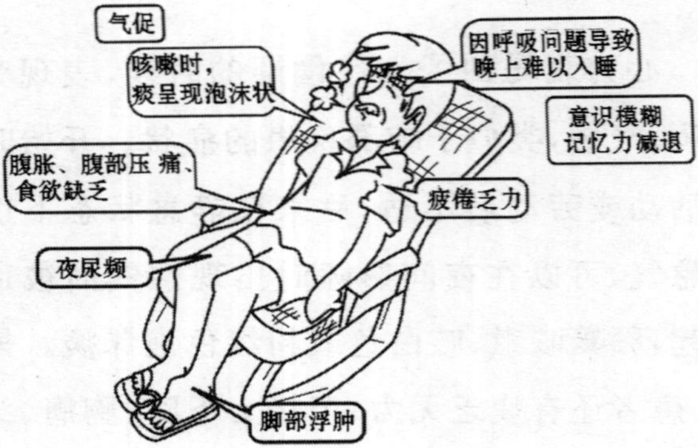

19. 安了心脏起搏器后怎么办

安装了心脏起搏器后，需要按医生要求定期到起搏器门诊随访（有些具有家庭监护功能的起搏器无需经常检查）。患者可以像以前一样生活，起搏器本身具有防止受大多数家电设备干扰的功能，日常生活中使用或接触大多数设备不会受到影响，但要注意避免进入强的电场和磁场区，因为起搏器对强电磁干扰是敏感的。另外，安装心脏起搏器之后，要继续服用以前治疗其他疾病的药物，一定要严格按照医生指导用药。如果出现其他症状，如咳嗽、发热或腹部不适等一定要去相应的科室就诊，这些问题是与起搏器本身无关的。

20. 什么是心脏性猝死

心脏性猝死是指由于各种心脏原因引起的死亡，发病突然、进展迅速，死亡多发生在症状出现后 1 小时内。有的猝死患者没有任

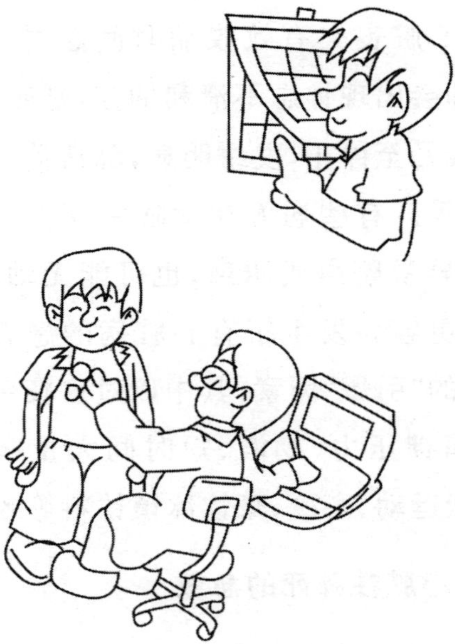

何先兆，甚至无心脏病病史，部分病人在猝死

前数分钟至数天可出现心前区痛并伴有呼吸困难、心悸、疲乏感等，或有心绞痛加重；有些病人有急性心肌梗死症状。心脏性猝死是20～60岁男性的首位死因，占全部心血管疾病死亡人数的50%以上，男性较女性常见。北京市的流行病学资料显示，心脏性猝死的年平均发生率，男性为10.5/10万人，女性为3.6/10万人。

当心脏丧失有效收缩时间超过10～15秒钟，即会出现神志不清和抽搐，呼吸迅速减慢、变浅乃至停止，发绀明显，脉搏消失，血压测不到等。有些病人在睡眠中死去，死前可能发出异常鼾声或叫声，也可能无动静。通常猝死更容易发生于有心脏病的患者，并且有明确的“引爆”因素，其中以过度疲劳、情绪激动、精神压力、酗酒、短时间大量吸烟、饱餐、剧烈运动、寒冷、豪饮冰镇饮料等致命。

21. 心脏性猝死的急救

一旦发现心搏骤停，应当机立断、分秒必争地就地进行复苏抢救。因为心跳停止超过

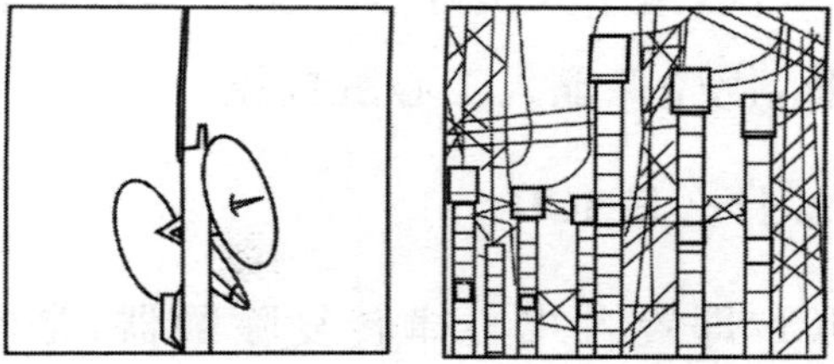

4～6 分钟即会引起不可逆的脑损伤或死亡。在抢救的同时还需弄清病因，以便得到正确的治疗。心肺复苏的基本步骤是人工心脏按压、人工呼吸和开放气道。

发现猝死的病人，应立即对病人的心前区拳击，拳击的部位是病人左胸前部，次数一般为 2～3 次。拳击要有力，尔后立即进行心脏按压，按压时用力要均匀，以一手掌平放病人胸骨下段胸壁上，另一手掌压在该手背上，上下垂直按压。在对猝死者进行急救时，心脏按压最重要，每分钟按压 90 次左右，如有可能人工呼吸应和心脏按压同时进行。先解开患者领口和裤带，使其平卧，抽出枕头垫在肩下，用一手将患者颈部托直，使头部后仰，打通气道，然后一手捏紧患者双侧鼻孔，急救者口唇与患者口唇密合后进行吹气。心脏按压每30次,给予人工呼吸2次。如果只有一人抢救,优先保证人工心脏按压。

22. 什么是ICD

ICD即置入式心律转复除颤器,是临床上治疗持续性或致命性室性心律失常的一个重要医学仪器。ICD能够在几秒钟内识别并及时终止恶性室性心律失常,并能自动放电除颤,明显减少恶性室性心律失常的猝死发生率,同时其具有起搏器功能。当心脏发生一种极快的不规则心律时,心室中多个部位同时出现异常搏动,由于心跳过快,只有极少量的血甚至无血液输送到全身,这种情况叫做心室颤动,如不及时救治则会发生致命危险,此时除颤是惟一的方法。ICD置入到患者体内,可以迅速自动识别室颤并电击,挽救患者生命。

ICD的外观与起搏器类似,置入的部位也基本相同,但ICD要较常规的起搏器略大一点,通常,ICD只有一条电极导线(置入右心室),手术过程不到一小时,然而对于病人来说往往能起到至关重要的作用。目前，国际公认的恶性室性心律失常引起猝死发生后的5分钟为抢救黄金时间，晚于10分钟则抢救成功概率小于5%，但一分钟内发现、治疗，则抢救成功率高于90%。

ICD能24小时随时监测病人心脏的情况，如果出现室速、室颤等心律不稳的时候，它会自动识别、并判断是否需要除颤，能在10～15秒钟内诊断、治疗，即十几秒就可以把病人自动救过来，可谓一举多得，相当于随时随地带了一个心脏保镖，守卫着心脏。

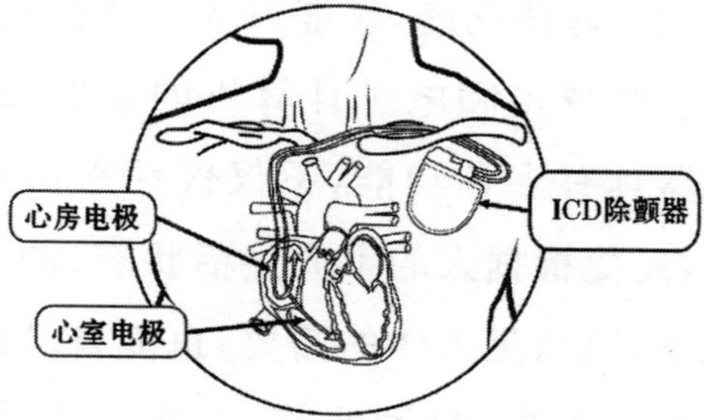

23. ICD也能无痛治疗室性心动过速

室性心动过速也是一种恶性心律失常，其致病机制是由心室的异常搏动引起心率过快，每分钟可达150～250次，由此引起心脏射血锐减，患者出现头晕、眼花、黑曚、晕厥、抽搐等症状，甚至发生猝死。ICD既可以通过放电复律功能转复室性心动过速，但如果病人在清醒状态下，放电转复时有较强烈的震动感或一定的痛感；还可以在频率不是很快的室速时发送一种微小、快速、低能量的起搏脉冲，使心动过速终止，既能达到治疗目的，又能减少放电造成的痛苦。

24. 心脏起搏器只能治疗心跳慢吗

现代医学发展速度很快，较早的心脏起搏器只有起搏功能，仅能解决心率慢的问题。随着工业技术和电子计算机的发展，现在的起搏器具有多种功能，不仅仅用来治疗心跳过慢，还能根据人的不同生活状态，调整起搏的频率，以满足人体的需要；也能自己检测起搏的各项参数，自动调整，节省电源，使心脏功能发挥更协调；对心力衰竭的病人可以选择一种双心室起搏的起搏器，可以使心衰病人心脏左右心室收缩同步和协调，改善心脏功能，减轻心衰症状，改善患者预后。更新的心脏起搏器功能还带有家庭监测功能，起搏器工作状态随时随地可以通过无线发射或电话传送到统一的监测中心和医院，医生每天都能了解心脏起搏器工作的情况。

25. 心脏性猝死的原因有哪些

心脏性猝死患者中约 80% 是由冠状动脉粥样硬化性心脏病（简称冠心病）引起的，这些冠心病患者中 75% 有急性心肌梗死病史，其主要是由于高血压、高血糖、高血脂、吸烟、缺乏运动、精神压力大等危险因素对于为心脏供血的冠状动脉长期持续损害而导致冠状动脉狭窄、阻塞引起心肌供血不足或心律失常，从而导致猝死。除此之外，严重心律失常（如心室颤动和室性心动过速等）、心力衰竭、心肌病、心肌炎、瓣膜病、药物中毒等疾病也可能引起心脏性猝死，一部分心脏性猝死还具有家族遗传性。

26. 心脏性猝死的高危人群有哪些

心脏性猝死在某些人群中高发。例如，

曾有心搏骤停发作病史、猝死家族史、曾有室性心动过速发作病史、心脏左心室射血分数降低以及冠心病、肥厚型心肌病患者等。另外扩张型心肌病合并心力衰竭、心肌缺血合并室性期前收缩及致心律失常性心肌病、长QT综合征和不明原因晕厥的患者都是猝死的高发人群。

27. 对于有心脏性猝死风险的患者，应该做哪些检查评估危险性

对于有心脏性猝死危险的患者，应及时去医院就诊，请医生根据患者的年龄、性别、心率、血压、血脂、糖尿病等一般危险因素，以及询问病史、体格检查、常规心电图、24小时动态心电图、冠脉CT等方法提供有用的信息，评估患者发生心脏骤停的危险性，以确定是否需要采取措施，控制危险因素，预防心脏性猝死的发生。

28. 哪些人更应该警惕心脏性猝死

心绞痛首次发作后一个月内发生心肌梗

死的可能性达59%。急性心肌梗死后频发心绞痛或疼痛剧烈，梗死面积广泛或前壁心肌梗死伴有心力衰竭、休克、严重心律失常；不稳定型心绞痛44%～70%发展为急性心肌梗死，16%发生猝死；陈旧性心肌梗死合并室壁瘤，可再次或多次发生心肌梗死，心肌梗死后6～18个月为危险期；高血压伴左心室肥厚出现无症状心肌缺血，相对没有心肌肥厚和心肌缺血的高血压，心源性猝死的风险明显增加；心源性猝死抢救成活的病人其一年内复发率达30%～40%，这些患者都应警惕猝死。

29. 出现哪些症状应警惕心脏性猝死

一般情况下，心脏性猝死病人可能会有一些预兆，如出现不明原因的晕厥或出现胸闷、胸痛、心悸及卧床或睡眠时呼吸困难、烦躁不安、大汗淋漓、异常鼾声等，这些症状往往出现在发病前的几天甚至几个月。另外，有些病人在病发前一小时内，会忽然出现低血压、胸痛、头晕等症状，在这一阶段，应强化急救意识，及时到医院诊治，做好预防和抢救的准备。

30. 怎样判断心脏性猝死

根据以下 7 条表现判断心脏性猝死：①心跳呼吸停止；②患者知觉丧失，高声呼唤其姓名或摇动其身体无反应；③大动脉搏动消失，用拇、食指在颈前喉结两侧可摸到有搏动，表示心跳未停，如无搏动表示心跳停止；④心音消失，用耳朵贴在患者左胸心前区（锁骨中线与 4～5 肋间横线交叉处），如听不到心音表明心跳停止；⑤心跳停止数秒至数分钟后呼吸也停止，也有呼吸先停而心跳后停者，临床上很难分开；⑥心跳停止 45 秒钟后，瞳孔开始散大；⑦测量血压变为零，即测不到血压。

31. 心脏性猝死目前有什么治疗办法

心脏病患者的死亡中，约一半属于猝死，造成猝死的最常见原因是严重的室性心律失常，如心室颤动及室性心动过速等。这些心律失常发生时必须要马上终止，因为心室颤动发生时，心脏实际上不能射血，而脑缺血超过6秒钟就会发生晕厥。如果心脏停止射血达5分钟以上，抢救成功的机会即低于20%。有人把这些严重的心律失常称为“随时可能出击的杀手”，发生前常无预兆，药物也不能完全预防，且多发生在医院外，即使是在医院内，有时也来不及进行治疗。

目前，电除颤是该病的有效的治疗方法，争取在数分钟内实施电击除颤是降低患者死亡率的关键。有医务人员在场的情况下，使用除颤仪可以很快诊断并进行电除颤。若是没有医务人员在场，则可以使用自动体外除颤(AED)急救设备，由在场的人员进行除颤。AED操作简单，只需要按照仪器上注明的几个简单步骤，依照仪器自动判断的提示进行操作即可挽救患者的生命。此外，对于有心脏猝死高危风险的患者以及发生过猝死得到救治的患者，则可以在医院确诊后通过置入ICD来预防猝死的发生。

32. 什么是 AED

AED 是自动体外除颤器（Automated External Defibrillator）的英文简称，是一种可携带式的医疗设备。它可以自动诊断发生突然猝倒、意识不清的患者是否是因为心室颤动或室性心动过速引起的，并引导在场旁观者对患者进行电击除颤。在室颤发生猝死的情况下，心脏没有跳动或心脏虽有跳动但却是心室肌快而微弱规则或不规则活动，严重影响心室的排血功能。心室无排血，心跳和脉搏消失，血压测不到，心脑等器官和外周组织血液灌注停止，会迅速导致脑部损伤和死亡，每增加一分钟，患者的生存率即降低10%，因此必须紧急以电击纠正。

与医院里正规的除颤器不同的是，自动体外心脏除颤器只需要短期的教学即可会使用，机器本身会自动判读心电图然后决定是否需要电击除颤。全自动的机型甚至只要求施救者替患者贴上电击贴片后，即可自己判断并产生电击除颤；半自动机型除颤器则会提醒施救者去按下电击钮。目前，很多国家在机场、车站、百货公司等公共场的都配备有自动体外除颤（AED）急救设备，为了让它们显而易见，自动除颤器多以鲜红、鲜绿、和鲜黄色来标示。

从 2006 年开始，AED 陆续出现在国内机场、酒店等公共场所内。但是，现阶段我国心肺复苏急救知识没有得到有效普及，很多装置利用率不高，抢救成功率比国外更低。

33. 如何进行心肺复苏

对于心脏性猝死的急救，关键在于立即采取有效的心肺复苏措施，以维持有效的血液循环，恢复心、肺和脑的功能。此外，在复苏后期防治并发症及治疗原发病亦很重要。心肺复苏包括建立人工循环、人工呼吸以及开放气道。人工呼吸和胸外按压同时进行，如一人进行心肺复苏时，胸外按压与人工呼吸之比为 30∶2。如有条件，应尽快进行高级心肺复苏，包括经胸体外电除颤，转复窦性心律；气管插管，呼吸机辅助呼吸；开放静脉通路，输注抢救药物等。

34. 心脏性猝死的预防

高血压、吸烟、饮酒、精神过度兴奋、紧张都可能与猝死的发生有关，因此，除了要戒烟、戒酒外，心脏病人要避免过度兴奋、紧张，要节制情绪变化，切忌大喜、大怒、大悲等情绪，并积极治疗可能引起猝死的心脏病，如高血压、冠心病、心肌炎、心肌病等，从而达到预防猝死的目的。平时应注意以下几点：①养成良好生活习惯，不吸烟、不酗酒、劳逸结合、健康饮食，进行规律的有氧运动，控制体重；②增强定期查体及治病意识，及时发现及治疗各种心脏病；③经常测量血压，积极治疗高血压、高脂血症、高血糖；④中老年对冠心病、脑动脉硬化等疾病要做到早发现，早诊断，早治疗；⑤心情愉快，情绪稳定，保持不急不躁；⑥多吃水果和纤维素含量高的食物，保持大便通畅，不便秘不腹泻；⑦心绞痛急性发作时，病人常突然面色苍白，大汗淋漓，血压下降，特别是出现室性期前收缩时，常是猝死的预兆，在这种情况下及时抢救是预防猝死的关键；⑧对于具有猝死危险因素，并经心血管专业医生评估认为具有猝死高危风险的患者，依患者具体情况可给予药物长期口服、行经导管射频消融术或置入埋藏式 ICD。

改变生活方式在某种程度上能降低猝死的发生，但更重要的是对原发病的治疗，以及对高危病人行置入 ICD 治疗。

35. 青少年如何预防心脏性猝死

导致儿童和青少年猝死最常见的疾病就是心肌病，正值身体强壮的青少年，常常是此病的受害者。运动时心脏跳动加快，易使原本已增厚的心肌不堪重负发生猝死。目前，针对青少年心脏性猝死，尽管有药物治疗、介入治疗、手术治疗等多种治疗手段，但仍是死亡率很高的疾病，因此，早期诊断、控制病情发展很重要。日常生活中有以下情况的青少年，应尽早到医院请心血管专业医生诊治，进行心脏性猝死的危险评估：①出现一阵阵心慌、心跳特别快和晕厥；②如果家族里曾有过儿童期猝死病例，那么有血缘关系的人都应该经常进行包括心电图、超声心动图等检查，必要时需要做磁共振检查；③患有先天性心脏病的青少年应避免剧烈运动。除了心脏疾病导致的猝死外，运动过量也易导致猝死的发生。

36. 运动员如何预防心脏性猝死

运动猝死是与运动有关的猝死的简称，即在运动过程中或运动后 24 小时内发生的非创伤性意外死亡，运动猝死常发于 15～30 岁且具有心脏性猝死危险因素的人群中间。

进行长跑等锻炼时，心脏循环系统会不堪重负，需要的血液量和氧气量会突然增加，而供给量却相对减少，在这种血液、氧气供不应求的状态下，跑步者的心脏可能会出现急性缺血缺氧，继而出现心脏骤停和脑血流中断。因此，跑步时要保证运动的安全性，如果在跑步时感到身体不适就应马上停下休息。运动猝死在瞬间发生的原因是由于心搏骤停致死。在正常情况下 0～8 分钟内如果迅速妥善进行心肺复苏紧急抢救，患者成活率在43％左右。因此，及时了解和掌握相应的心肺复苏知识，对紧急情况下心脏病患者的成活大有好处。运动猝死虽然可怕，但只要做到定期检查身体，注意科学锻炼，增强自我保护意识，加强现场监督与急救，还是可以避免的。

如若运动中出现胸痛、胸闷、头痛、晕厥、心动过速、异常的呼吸困难和疲劳等情况，很可能就是运动性猝死先兆症状，必须马上停止训练。这些征兆可能是运动性猝死惟一明显的表现。如发现有人在体育课或体育锻炼活动中突然意识丧失而倒地时，应立即将其平卧，拍击其面颊并呼叫，同时用手触摸其颈动脉部位以确定有无搏动。若无反应且没有动脉搏动，应立刻进行心肺复苏（人工按压）救治，这些基本的救治措施需持续进行到专业急救人员到场。

37. 您能分清头晕、眩晕和晕厥吗

这几种“晕”里，“头晕”是症状最轻的一

种，头晕可能是很多疾病的伴随症状，也可能作为单独的症状存在。

头晕，是一种昏昏沉沉的感觉，也就是一些人所描述的“头昏脑涨”、“头重脚轻”。再形象些说，睡眠不足及饮酒过量时头昏沉沉的感觉就是头晕。头晕时不会感觉到天旋地转，不会突然跌倒，更不会出现意识丧失。

眩晕，判断是不是眩晕的方法很简单，只要留心晕的时候有没有“天旋地转”的感觉就可以了，如果感到周边的东西都在转，或上下浮动、左右摆动，那么就是眩晕，眩晕的症状虽然严重，但是人的意识是清楚的。

晕厥，就是通常所说的晕倒、不省人事，同前两种“晕”的区别在于晕厥存在意识丧失，即前面提到的“不省人事”，而前两种“晕”意识都是清醒的。当患者出现晕厥的情况时，一定不能疏忽大意，要及时到医院救治。

38. 晕厥是昏迷吗

昏迷是各种原因引起的一种意识障碍，强烈的疼痛刺激也不能使病人觉醒，这种意识障碍持续时间较长，需要积极治疗原发病后症状才能得以缓解。昏迷多种原因所致病变，而晕厥是一过性的意识丧失，多在数秒至数分钟内可以自行醒来。

39. 晕厥是怎么产生的

晕厥是由于多种原因使大脑出现一时性、广泛性脑供血不足，导致大脑皮质高度抑制而突然发生短暂的意识丧失。晕厥一般短时间内可迅速自行缓解，恢复正常。一个正常成年人大脑血流量为54毫升/(分钟·100克脑组织，当脑血流量低于40毫升/分钟·100克)脑组织时即出现脑缺血缺氧的症状，减少到30毫升/(分钟·100克)脑组织以下即发生晕厥，患者一般短时间内可迅速自行恢复正常。

40. 晕厥的表现有哪些

晕厥前期可有头昏、眼花、脸色苍白、全身无力、恶心、出冷汗、血压下降、脉率增快等先兆，此期若及时平卧，可避免晕厥发生。

晕厥期主要影响为意识丧失，多有脉搏缓慢或细弱、血压降低，意识丧失的时间不一，持续时间多在一分钟以内，少数患者意识丧失可达 2～3 分钟。

晕厥后期患者恢复意识后一般不遗留后遗症状，偶有头昏或嗜睡，有便意，甚至大小便失禁。

41. 导致晕厥的原因有哪些

常见的原因分为四大类，分别是心源性晕厥、脑源性晕厥、神经介导性晕厥和直立性低血压晕厥。顾名思义，心源性晕厥是由于心脏原因所致的晕厥；脑源性晕厥是由于大脑或中枢神经系统相关原因所致的晕厥；而神经介导性晕厥是由于外周神经张力短时间内发生改变所致的晕厥；直立性低血压晕厥是由于体位变化所致的脑供血不足而致的晕厥。其中最常见的是神经介导性晕厥，包括血管迷走性晕厥、颈动脉窦过敏性晕厥和情境性晕厥等。

42. 晕厥最常见的原因是什么

最常见的晕厥为血管迷走性晕厥，亦称为血管抑制型晕厥或血管减压性晕厥。此类晕厥多见于青年人，尤其是体弱的青年女子，常在疼痛、恐惧、情绪紧张、出血等诱因下突然发生，由于各种诱因的刺激导致外周迷走神经张力短时间内升高，外周血管扩张，心率减慢，血压下降，再加上由于重力作用，大量的血液沉积于下肢，脑供血明显减少，最终导致大脑缺血而致意识丧失，即发生晕厥。当患者晕厥倒地后，由于没有重力作用，使得脑供血恢复，即刻病人神志得以恢复。

43. 血管迷走性晕厥发生前有哪些先兆

多数血管迷走性晕厥的发生存在诱因。例如，疼痛、恐惧、情绪紧张、出血等，多数晕厥在站立位时发生，在晕厥发生前常出现头晕眼花，恶心，四肢乏力，出冷汗，脸色苍白等迷走神经兴奋症状，随即出现意识丧失，一般持续数秒至数分钟，在平卧后上述症状可迅速消失。

44. 晕厥患者都需要做哪些检查

晕厥病因复杂，有时诊断很困难，所以可能需要仔细询问发病情况和进行多项检查。一般所有晕厥患者都进行心电图检查。疑为心源性晕厥而常规心电图不能发现异常者应行24小时动态心电图检查（Holter）和超声心动图检查以了解心脏情况；若怀疑存在心律失常而Holter无阳性发现，必要时可进行有创的电生理检查；疑有自主神经功能异常者可做自主神经功能检查；疑有器质性神经系统疾病应做脑电图、头颅CT或MRI检查明确中枢神经系统疾病性质；疑有肺功能不全、低血糖者应做动脉血气和血糖测定；疑有血管迷走性晕厥需要做直立倾斜试验。

45. 直立倾斜试验是怎么做的

直立倾斜试验是诊断血管迷走性晕厥的一个重要检查项目。试验前3天停用影响自主神经的药物如受体阻滞药；试验前禁食4

小时以上；被试者平卧于倾斜床上，安静状态下平卧约10分钟，连接好血压心电监测，建立静脉通道，常规测血压、心率后，3～5秒钟将床由水平仰卧位倾斜至60°～80°，持续30～45分钟，每3～5分钟测血压、心率各1次，如出现低血压和(或)心动过缓相关的晕厥或先兆为基础倾斜试验阳性，将患者放回到平卧位，终止试验。

46. 直立倾斜试验的临床意义有哪些

现在，直立倾斜试验被认为是识别血管迷走性晕厥的一种有效激发试验，而且可以作为反复发作不明原因晕厥疗效的评估手段之一。虽然直立倾斜试验是诊断血管迷走性晕厥的重要方法，但由于检查方法本身存在不完美的问题，判断结果要结合临床和试验结果。如果临床表现是典型的血管迷走性晕厥，试验结果是阴性也不能完全排除血管迷走性晕厥的诊断。

47. 如何预防血管迷走性晕厥

血管迷走性晕厥很少危及生命安全。对

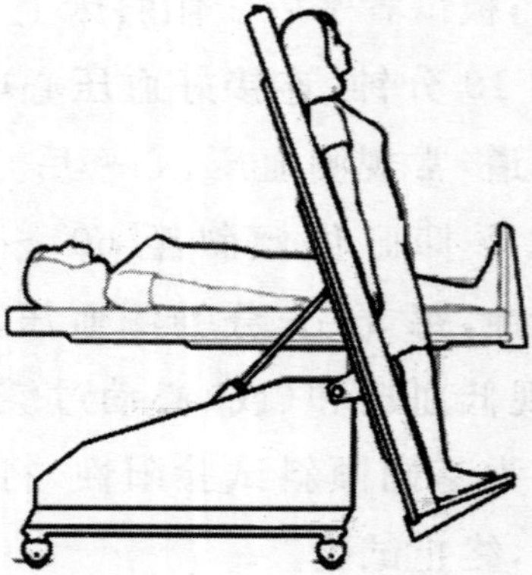

于偶然发作一次或无危险因素的晕厥发作较少的患者可不予特殊治疗，对于较重的患者可采取适量补充盐（饮食口味重些或可适量进食咸菜），增加适量的体育活动，进行反复的倾斜训练等特殊治疗方法，直到患者由卧位到立位的反应消失。目前，临床上使用β受体阻滞药、氟氢可的松作为对血管迷走性晕厥的药物治疗，但效果不十分确定，对部分患者可能有效。尚缺乏长期的经验积累。近年来，也有使用特殊的起搏器治疗血管迷走性晕厥（主要针对心动过缓为主的晕厥患者），已取得一定的效果，但是由于价格较贵，又是创伤性治疗手段，临床上尚未普及。

48. 什么情况下容易发生颈动脉窦过敏性晕厥

正常情况下，颈动脉窦具有调节血压的功能，也就是说，当血压升高的时候，通过刺激颈动脉窦可以反射性引起血压下降。颈动脉窦过敏性晕厥就是由于颈动脉窦过分敏感，对血压调节过度导致晕厥。对这些患者，血压波动刺激颈动脉窦是引起晕厥的原因，外部挤压、刺激颈动脉窦是引起血压降低发生晕厥更常见原因。由于颈动脉窦位于颈动脉搏动最明显处，即相当于衣领的高度，因此转头、衣领过紧或男士剃须压迫该部位都可成为引起颈动脉窦过敏性晕厥的常见原因。

49. 什么是情景性晕厥

情景性晕厥为神经介导性晕厥的一类表现，也是较为常见的晕厥表现之一。之所以称之为情景性晕厥，是指其晕厥发作须有一定的情景为前提，比如排尿、排便、咳嗽、吞咽等。类似情景可致晕厥多次发作，形成晕厥发作的一种诱发因素。情景性晕厥以老年人多见。

50. 如何预防颈动脉窦过敏性晕厥和情景性晕厥

对于已经诊断颈动脉窦过敏的患者，应避免穿硬领衣服，转头宜慢或在转头同时逐渐转动整个身体。特殊的心脏起搏器也可以用来治疗颈动脉窦过敏性晕厥中以心动过缓为主要表现的患者。对于情景性晕厥应尽可能避免能够诱发晕厥的情境。对于排尿、排便等无法避免的行为可采用保持血容量，排便时由立位改为坐位（尽量避免立位排便），减慢改变体位的速度等方法。另外，排便性晕厥患者使用大便润滑药，避免过分用力排便；排尿性晕厥患者睡前减少饮水特别是饮酒；吞咽性晕厥患者少食冷饮和大块食物也利于预防晕厥发作。

51. 导致心源性晕厥的原因都有哪些

心源性晕厥是晕厥原因中最重要的一

种，因为其风险最大。对所有晕厥的患者，排除或确诊是否为心源性晕厥是晕厥诊断中最重要的一环。心源性晕厥是由于心排血量突然降低引起脑缺血而诱发的晕厥，大多数是由于心脏器质性病变所致。可引起心源性晕厥的心脏疾病有心律失常、心排血量受阻和心肌本身病变三类。

52. 哪些心律失常会导致晕厥

心律失常是很常见的疾病，但是能够导致晕厥的心律失常是我们临床上最重视的心律失常。当心率过慢(35 次/分钟以下，或长间歇＞6 秒钟)时会导致心脏每分钟排血量大大减少，当心率过快时(200 次/分钟)，由于心室舒张期过短，回心血量明显减少，同样会导致心排血量减少，而不能满足全身供血需要，由于大脑对缺血、缺氧最敏感，因此首先表现为晕厥，严重者发生猝死。对上述两种患者都应该住院进行详细的检查和治疗。我们临床上常见能引起晕厥的缓慢性心律失常有病态窦房结综合征、房室传导阻滞等，常见的快速性心律失常有室性心动过速、遗传性心电紊乱性疾病（这种病人常有家族猝死史）等。另外心肌缺血和电解质紊乱时也可诱发严重的可导致晕厥的心律失常。

53. 心排血量受阻导致的晕厥见于哪些疾病

心脏受到严重的机械梗阻导致血液不能正常从心脏排出可以引起晕厥。常见的疾病有严重的心脏瓣膜狭窄（如主动脉瓣狭窄、肺动脉瓣狭窄）、肥厚性梗阻型心肌病、心房黏液瘤、心包缩窄或心脏压塞等。

54. 心源性晕厥发生前是否有先兆症状

心律失常导致的晕厥常伴有心悸、头晕、眼前发黑等先兆症状，同时伴有脉搏过快或过缓。心排血量减少导致的晕厥多发生在应激或劳累时，在这种情况下，心脏的梗阻明显加重，导致心排血量更低。遗传性心电紊乱性疾病导致晕厥的患者常有猝死家族史，心电图上有特殊的改变。

55. 心源性晕厥需要做哪些检查

(1)超声心动图:对疑有心排血量受阻的心脏病患者均应做24小时超声心动图检查。

(2)心电监测:包括动态心电图(Holter)及置入式动态心电图记录仪,可用来发现导致晕厥的心律失常。

(3)心内电生理检查:可通过诱发的手段明确心律失常的种类。

(4)心电图运动试验:对非心排血量受阻的运动中诱发的晕厥患者,可通过心电图运动试验寻找晕厥是否与运动相关或其他原因。

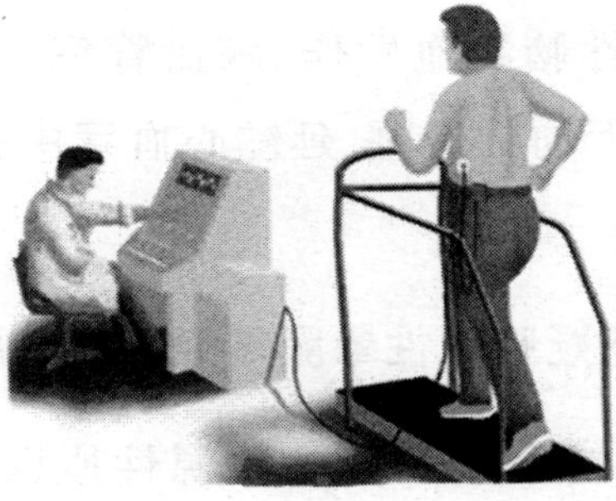

56. 对于心源性晕厥有哪些治疗手段

由心肌缺血、电解质紊乱造成的心律失常所致晕厥的患者，需要针对诱因进行治疗。心动过缓心律失常多需要安装心脏起搏器。快速性心律失常需要抗心律失常药物、导管射频消融或 ICD 治疗。遗传性心电解质紊乱性疾病目前主要靠 ICD 治疗。

57. 导致脑源性晕厥的病因有哪些

脑源性晕厥是指给脑部供血的血管（包括颈动脉系统、椎-基动脉系统、主动脉弓等）发生一时性广泛性缺血所出现的晕厥。导致脑源性晕厥的常见疾病包括脑动脉弥漫性硬化、短暂性脑缺血发作、脑血管痉挛、大动脉炎、锁骨下动脉窃血、延髓心血管中枢病变等疾病。

58. 怀疑脑源性晕厥需要做哪些检查

若考虑发生晕厥为脑源性原因所致，需要考虑进行的检查包括头部 CT、脑血管造影、脑脊液检查、颈椎 X 线检查及颈动脉和椎动脉血管 B 超检查等。

59. 哪些原因导致直立性低血压晕厥

直立性低血压晕厥又称体位性低血压晕厥，是源于人体在由卧位或蹲位改变为直立时，重力作用导致血液坠积于下肢，回心血量减少，心排血量降低，血压降低，脑供血不足。正常人体可以通过神经反射调节全身血管收缩而维持血压正常，如果这种调节功能失调，血压过度下降而造成晕厥就称为直立性低血压。直立性低血压不是一种特殊的疾病，是不同原因所致的血压调节异常的一种表现，其病因主要包括以下几点。

(1)全身性疾病：脱水、肾上腺皮质功能不全。

(2)单纯自主神经功能不全。

(3)中枢神经系统疾病：Shy-Drager 综合征、脑干病变帕金森病、脊髓病、多发性脑梗死。

(4)周围和自主神经病变：糖尿病、淀粉样变性、骨髓痨、类肿瘤综合征、酒精和营养性疾病。

(5)药物:吩噻嗪和其他抗精神病药、单胺氧化酶抑制药、三环类抗抑郁药、抗高血压药、左旋多巴、血管扩张药、β受体阻滞药、钙通道阻滞药。

(6)老年人:由于神经反射减弱,对降压药物反应敏感易导致直立性低血压晕厥。

60. 直立性低血压晕厥应该如何预防

对于曾经发生过直立性低血压晕厥的患者,应在改变体位之前对姿势进行调整,如平卧时适当抬高头部;穿弹力紧身衣裤和弹力长筒袜能减少病人直立时静脉回流的淤积;起床或下地时动作应缓慢,双下肢活动片刻后再缓慢起立;避免喝酒;避免过高室温或浴池热水浸泡、桑拿浴等诱发血管扩张导致血压过低的因素;对合并有高血压的患者,在医生的指导下慎重选择降压药物的种类和剂量。

61. 身边有人发生晕厥应如何处理

若身边有人发生晕厥,首先自己要保持

冷静，然后逐步做到以下处理步骤。①令患者平卧，头部稍低，脚抬高，同时松解衣扣；②检查患者口腔中是否有呕吐物或未吞咽下的食物，若有，则需要尽快清理出来，若患者出现呕吐，则需要将患者头偏向一侧，避免吸入气管；③患者醒来后检查是否有头部或肢体的摔伤；④尽快送医院。

62. 期前收缩是怎么回事

通常人的心跳就像音乐的节拍一样匀速、规律，每一次心跳的时间间隔是大致相同的。心跳也会随着呼吸、情绪、活动等不同情况有一些快慢的改变，但这种变化在每一次心跳之间的差别很细微，不用专门的仪器一般不容易察觉。在一些特殊的情况下，心跳的规律性发生了改变，有些心跳提前发生了，就像抢拍子一样，这种提前出现的心跳在医学上就叫做期前收缩。期前收缩可以发生在正常的心脏，也可以发生于患病的情况下。

63. 期前收缩怎么发现，发现了需要去医院吗

期前收缩是心跳“抢拍子”样地不规律跳

动，也会引起脉搏搏动的不规律，通过数脉搏或听诊心脏都可以发现。初次发现通常需要到医院就诊，及时做心电图检查，让医生明确是何种期前收缩，是否需要进一步检查，是否需要治疗。很多时候，心脏期前收缩的发生也不规律，并不是大多心跳都伴有期前收缩，可能在数脉搏、听心跳的时候发现了期前收缩，而在做心电图的短短几十秒钟内，心跳可以转为规律的，而没有记录到期前收缩。为了更加准确的发现期前收缩，医生还可以让患者做更长时间的心电图检查，比如24小时动态心电图检查，也就是通过专门的仪器记录患者一整天的心跳情况，仔细的分析哪些心跳是期前收缩，期前收缩在一天中有多少次，并且结合患者在检查过程中所记录的活动状况来分析期前收缩发生的特点，有无临床意义。

64. 期前收缩有哪些不适

正常情况下，心脏跳动时自己是感觉不到的。期前收缩是心跳“抢拍子”样地不规律跳动，给人的感觉一般是心跳突然“咯噔”一下，但各人感觉不一样，也有的感觉心脏欲从喉咙里跳出来，有些时候在人们感觉到心跳“咯噔”一下之后也可能会出现心跳停顿了一下。虽然期前收缩引起的心跳会觉得明显的“咯噔”一次或几次，但期前收缩引起脉搏的搏动却可能比较弱，所以在摸脉搏的时候也会摸不清楚，会觉得脉搏突然慢了一次或几次，或是脉搏有间歇，这种现象也叫做“漏搏”。偶尔发生的期前收缩往往不容易引起人们的注意，但如果频繁的发生期前收缩，可能会觉得心悸，更严重一些则可能会有头晕、胸闷，这时就需要及时就医。

65. 期前收缩有哪几种

人们的心脏能有规律的跳动，是因为窦房结在发出冲动，它就像心脏的总司令部。期前收缩是心脏有个异位起搏点兴奋，在窦房结发出冲动前，提前使心脏跳动。期前收缩是心跳的不规律现象之一，医学上根据期前收缩产生的起源不同，通过心电图等仪器检查后可以分为房性期前收缩（简称房早）、室性期前收缩（简称室早）、结性期前收缩（也叫做交接性期前收缩、交界区期前收缩）。尽管期前收缩的不同起源，可以将期前收缩进行分类，但不同种类期前收缩给人的感觉都是心跳的不规律、不整齐，单纯通过数脉搏、听心跳是很难准确判断期前收缩的具体分类，现代医学都是通过心电图检查来确定期前收缩的具体种类。一般来说，室性期前收缩可能是最常见的心律失常（心跳不规律现象的医学名词）。此外，也根据期前收缩发作的频繁程度，可以分为有偶发性期前收缩、频发性期前收缩、期前收缩二联律、期前收缩三联律等。

66. 期前收缩有哪些原因引起

期前收缩在正常人中十分常见。如果用心电图对正常人做 24 小时动态心电图的连续观察，可能记录到期前收缩的人会达到 70％～80％。期前收缩虽是心脏的不规律的跳动，但并非都由疾病造成，情绪紧张、激动、焦虑，过量吸烟、饮酒、喝浓茶，甚至便秘皆可引起期前收缩。许多疾病也可以引起期前收缩，如甲状腺功能亢进、贫血、低血钾、发热等非心脏疾病的患者均可能发生。各种心脏病当然都可引起期前收缩，但常见于风湿性心脏病、冠状动脉硬化性心脏病、高血压病、心肌炎及心肌病等多种心脏疾病。

67. 怎么知道是哪种期前收缩

医生需要通过期前收缩时的心电图来诊断。通常以室性期前收缩为多见 。由于期前收缩不是时刻存在，做一次心电图可能捕捉不到，所以需要多次做心电图，最好在有症状时做心电图，还可以通过做24小时动态心电图及电话心电图捕捉到期前收缩。

68. 怎样数脉搏

采用端坐位，把一侧的前臂手心向上平放到桌面上，然后把对侧手的食指、中指和无名指的指尖并排轻放到该侧手腕的拇指一侧，通常稍加寻找就会清晰地触摸到自己的脉搏。一开始不太熟悉触摸的方法，可以在触摸侧的手腕下面垫上一个小枕头，这时脉搏就会变得清晰起来。摸脉时一定要记录每分钟脉搏跳动的次数，注意脉搏跳动是否很规律，同时要注意左右两侧脉搏跳动的强度是否差别很大。

69. 多长时间摸一次脉搏合适

多数人都曾经在某一个时刻摸过自己的脉搏跳动，但没有养成习惯。建议60岁以上的老年人，每天最好抽出两三分钟，摸一下自己的脉搏。在出现胸部不适时，更要及时去摸一下自己脉搏的跳动情况。中年人最好每周能够静下心来摸一下自己的脉搏跳动情况，当然，在感觉到胸部不适或者心慌时也要及时去摸脉搏。对于青年人来说，仅需要在自己感到心慌不适时去摸脉就可以了。

70. 为什么期前收缩在晚上睡前最明显

因为，晚上睡前环境很安静，比较放松，容易注意到心悸等这些症状，所以在白天忙碌中忽略了。

71. 期前收缩是很严重的疾病吗

一般情况下，期前收缩不是严重疾病，即使是健康人也可能出现。由于每个人的敏感性不同，期前收缩时可以无明显心悸、心前区不适、心搏骤停感、类似电梯快速升降的失重感或期前收缩后有力的心脏搏动及咽部堵塞感，不适的轻重程度与期前收缩的频发程度并不直接相关。这时的期前收缩大多不需要治疗，仅注意观察随访就行，但对于有基础心脏病者就不同了。比如，二尖瓣病变出现房性期前收缩，易发展成房颤；急性心肌梗死病人出现室性期前收缩，可发展成室性心动过速或室颤，在此情况下需要紧急救治。

72. 期前收缩会有哪些危害

期前收缩本身可能会产生一定的影响，除了可能引起不适感外，严重时有可能导致血流动力学改变或触发更严重的心律失常，如室速、室颤等。但期前收缩的危害主要取决于心脏有没有器质性病变和心脏的状态，以及24小时发现的次数、形态、是不是多源性等。一般来说，如果心脏正常时，期前收缩即使比较多，也可能没有太大影响；但在心肌缺血、低钾或严重心衰时，室性期前收缩可能会引起室速、心功能不全甚至室颤等，因此需要结合心脏的状态进行危险度分层或评估来帮助判断期前收缩的危险。

73. 房性期前收缩需要治疗吗

并非所有期前收缩都需要治疗，实际上有相当多的期前收缩，尤其是房性期前收缩，如果不合并器质性心脏病，是不需要治疗的，只需注意自我调整即可，如戒烟限酒、不饮浓茶、注意休息等。有时房早是房颤或心房压力升高的前兆，或合并有其他心脏病，则需要在医生的指导下决定是否需要服用β受体阻滞药或其他抗心律失常等药物治疗。

74. 室性期前收缩的危害有哪些

室性期前收缩是期前收缩中最常见的一

种类型，也是最常见的心律失常，既可能发生于健康的人体，也可能发生于合并心脏病或其他疾病的患者。因此，室性期前收缩的危害首先取决于发生期前收缩的人是否患有心脏病或其他疾病，此外其危害也与室性期前收缩是否触发快速性心律失常有关。对于没有器质性心脏病变的人发生的室性期前收缩，多由情绪激动、劳累、烟酒、咖啡等引起，这种室性期前收缩，特别是偶发室性期前收缩一般在祛除诱因之后即可消失，对身体没有不良影响，可以不用治疗。症状明显，影响生活质量的室性期前收缩，可以服用药物，包括β受体阻滞药或副作用小的抗心律失常药物。有危害的期前收缩指的是有器质性心脏病变基础，如心肌病合并心力衰竭、冠心病发作急性冠脉综合征，或低血钾等时的室性期前收缩。这种室性期前收缩有诱发室性心动过速、室颤的可能，或引发心绞痛、心衰，从而导致患者死亡率增加。这种有危害的室性期前收缩需要在医生指导下用药，同时还需要针对诱发原因进行治疗。

75. 室性期前收缩都会引起室速、室颤吗

对于不合并有心脏疾病，仅由于生活因素（饮酒、喝咖啡等）或甲状腺功能亢进、贫血、发热等疾病引起的室性期前收缩，一般是不会引起室速、室颤的。对于室性期前收缩是否会引起室速、室颤，需要医生结合患者的心脏的基础疾病、室性期前收缩的起源、形态、数量、联律间期等进行综合评价。

76. 什么样的室性期前收缩不需要治疗

许多生活因素都可导致室性期前收缩，如：劳累、作息时间不规律、情绪紧张、过多地吸烟、大量地饮酒、喝浓茶和咖啡，这种情况下，室性期前收缩不需要治疗，可以通过休息、调整生活习惯改善。

77. 室性期前收缩达到多少次需要治疗？

24 小时动态心电图可以知道一天内室性期前收缩的次数，如检查到期前收缩总数在一万次以上，病人有症状，可以给予药物治疗。对药物治疗无效的频发室性期前收缩，

做射频消融手术治疗。但是室性期前收缩是否需要治疗,不完全取决于次数的多少(虽然室早越多,对心脏及血流动力学影响越明显),主要取决于有无明显的症状,是否影响生活质量,以及长期存在是否使心脏扩大。对存在器质性心脏病的室性期前收缩,需要治疗器质性心脏病,在此基础上可选择β受体阻滞药,降低风险,或在医生指导下选择抗心律失常药物治疗,对部分病人可选择射频消融治疗。射频消融这种微创介入手术可以根治室性期前收缩,并且创伤小,手术较安全。

78. 室性期前收缩检查诊断有哪些

确诊室性期前收缩的方法主要是靠心电图或动态心电图。诊断室性期前收缩之后,主要要评估其危害。因此,医生可以根据每个有室性期前收缩的人的不同身体情况、症状和心电图检查结果,进一步安排不同检查来发现室性期前收缩可能的原因、是否合并器质性心脏病或其他疾病,从而进行评估,为进一步确定治疗策略提供依据。通常会抽血化验以发现有无电解质异常、有无心肌损伤等；也会进行超声心动图检查以评价心脏基本结构与功能是否异常；对于平时有高血压、糖尿病，或合并有胸痛、胸闷的老年患者，可安排冠状动脉造影检查以发现是否合并冠心病。

79. 什么是生理性期前收缩和病理性期前收缩

我们将偶然发生的期前收缩称偶发期前收缩，可无症状亦可有心悸或心跳暂停感；将频繁地出现者称频发期前收缩，大多数使人感到心悸、胸闷、疲乏、头晕等不适。一般来说，偶发期前收缩多为生理性；频发期前收缩则多为病理性，常见于冠心病、心肌炎等。休息或心率慢时发生的期前收缩多为生理性的，而运动或心率加快时发生的期前收缩多为病理性的。由劳累、作息不规律、情绪紧张、激动、焦虑、吸烟、饮酒、喝浓茶和咖啡引起的为生理性的；如果已经存在冠心病和心肌病等器质性心脏病，出现的则多为病理性期前收缩。

生理性的期前收缩是没有风险的，不会给人带来太大影响。病理性期前收缩病人经治疗后大多数预后是良好的，仅有少数合并有严重心脏基础疾病或电解质紊乱会诱发室性心动过速、心室颤动，严重的还会导致心源性猝死，特别是冠心病急性心肌梗死病人。当然，这只是少数情况，故不必谈期前收缩色变。

80. 发现期前收缩还可以运动吗

有些人在查出有期前收缩后，就变得小心翼翼，甚至因此而中断了常年的健身运动。那患有期前收缩到底能不能运动呢？有文献报道，对数千名心脏功能正常人进行了 24 小时动态心电图跟踪研究，发现他们中的大部分有过几次期前收缩而本人却没有感觉到。然而，一旦被告之，有些人便会真的感受到心脏“悬空”之类的不适。专家们指出，因过度疲劳、饮用烈酒、喝浓茶，服用某些药物等引起的期前收缩，只要去除诱因，期前收缩自然会消失。又如迷走神经兴奋性增高，会使心动过缓，心脏的低位起搏点因等不及正常传导的搏动来临时提前起搏，由此产生期前收缩。此时只要随着交感神经兴奋，期前收缩就会消失。那么，真正的器质性心脏病伴有期前收缩的病人是否就应该完全卧床休息，从此告别运动呢？国外有研究选取了 28 名做过手术的冠心病患者，采取每天素食加慢跑 1 小时的综合保健法。一年后，这些病人的心绞痛、期前收缩症状都明显减少。期前收缩并非健身运动的“禁区”，即使是器质性心脏病引起的期前收缩，也并非完全忌讳运动，当然，病理性期前收缩毕竟是一种疾病，他们应该在有经验的专科医生查明期前收缩的原因、位置、性质的前提下进行安全的健身。

81. 哪些药物可以治疗室性期前收缩

室性期前收缩的治疗首先应在医生指导下明确是否合并器质性心脏病，针对合并的心脏病进行治疗。对于“频发室性期前收缩的病人”应根据病因、心功能情况以及心率的快慢，在医生的指导下，合理选用药物治疗，包括β受体阻滞药、美西律（慢心律）、普罗帕酮（心律平）、乙吗噻嗪（莫雷西嗪）和胺碘酮（可达龙）等。

82. 发现期前收缩需要服药吗

有些医生认为，室性期前收缩比房性期前收缩危险，可能诱发心室颤动，只要发现病人有室性期前收缩，就给予抗心律失常药物治疗，这是心血管疾病治疗中的一大误区。经常会有从基层医院转到大型医院的无器质性心脏病频发室性期前收缩的病人，路途中一直静脉滴注利多卡因或胺碘酮，造成病人和家属极度紧张，时刻担心室颤的发生。

正确的处理方法应该是对于既无症状、又无预后意义的良性期前收缩，无需抗心律失常药物治疗，病人需要的是耐心的解释和安慰；对于与期前收缩相关症状明显的病人给予抗心律失常药物治疗，如β受体阻滞药、美西律、普罗帕酮等，而不提倡静脉用抗心律失常药物，亦不提倡用胺碘酮。因为胺碘酮除了对心脏本身毒副作用相对较小外，其肺毒性和甲状腺毒性常常是不可逆的。需要明确的是：抗心律失常药物无需长期服用，用药的目的是暂时减少期前收缩，缓解症状，以利患者逐渐适应和耐受；且尽量不要用期前收缩次数或动态心电图的方法来评价所谓的“治疗效果”。

83. 更年期会引起室性期前收缩吗

更年期的到来是可能引起室性期前收缩的。该阶段对于偶然发生的室性期前收缩不用治疗可以痊愈，如果经常发生，症状明显应在医生的指导下服用抗心律失常药物，如美托洛尔（β受体阻滞药）。另外建议合理安排工作和生活，劳逸结合，使心情愉悦，改善和缓解症状。

84. 室性期前收缩会导致心力衰竭吗

对于不合并有其他心脏病的频发室性期

前收缩患者，如果室性期前收缩>1万次/24小时或室性期前收缩次数占24小时总心搏数>10%能影响心脏结构及心功能，会出现心室扩大、心脏射血分数下降，因而对于此类患者建议药物或做射频消融治疗。

85. 室性期前收缩药物治疗效果不好怎么办

室性期前收缩是一种常见的心律失常，而频发的室性期前收缩往往会引起明显症状，影响正常生活、工作与学习。以往传统的治疗方法是药物保守治疗，对于有些人效果差，还有部分人出现药物的不良反应，对药物不能耐受。随着导管射频消融技术发展，目前导管射频消融也是室性期前收缩治疗方法之一。在术中通过标测，寻找引起室性期前收缩的起源点，有效针对此点进行消融，使频发的室性期前收缩得到根治。

86. 期前收缩和冠心病是一回事吗

期前收缩和冠心病不是一回事。心脏有

规律的跳动是心脏传导系统在发挥作用，期前收缩是心脏传导系统心肌出了问题；心脏跳动泵血供应全身需要，自身也需要血液供应，冠心病是心脏冠状动脉血管出现了狭窄，是血管系统出了问题，因而不是一回事。

87. 得了期前收缩需要注意什么

首先，要对期前收缩有一个正确的认识，消除恐惧心理。期前收缩并不是一种独立的疾病，它对人体的危害性主要取决于产生期前收缩的原有疾病。其次在生活上需要注意：①戒烟、限酒、少喝浓茶、咖啡等，这是在饮食上首要注意的，因为这些都是心脏期前收缩的一些致病因素。②平日生活中多吃清淡易消化的食物，偶尔吃点无盐餐。科学家们认为，无盐的食物有利于平衡细胞内外渗透压力，从而释放了部分对细胞不利的因素，建议每周吃一次无盐餐，让肠胃和血管得到充分净化。其实这一点不仅在心脏期前收缩的饮食上需注意的，平时每个人的日常生活中都可以养成这种好习惯。③多吃新鲜蔬菜、水果，少吃辣椒。因为蔬果有利于各种维生素的补充，以利于许多疾病的预防。④不妨多吃点鱼类。因为，多吃鱼有利于降低血液中的胆固醇浓度，预防由动脉硬化引起的心血管疾病。

88. 服用治疗期前收缩的药物会依赖吗

服用治疗期前收缩的药物不会产生依赖性的。有一类药物——β受体阻滞药，如美托洛尔突然停药可能会出现药物反跳，但这不是依赖，突然停药或逐渐停药均可出现撤药反应，即停药反跳。有人突然停药一周后出现心率增加，但很少见血压的反跳。为了避免和减少药物反跳，长期口服美托洛尔停药时，应于半月内逐渐减量停药，尽管逐渐减量停药仍有发生反跳的病例，但还是少数。所以，停药时还是逐渐减量缓慢停药为佳。如一旦出现停药反跳，及时到医院请医师诊治。

89. 期前收缩遗传吗

期前收缩与遗传之间，尚未发现明显的

因果关系。但某些引发期前收缩的疾病，如高血压、冠心病等，却有家族史等易患因素的存在。

90. 什么是导管射频消融治疗术

导管射频消融术是目前治疗快速心律失常主要的方法之一。射频电流是一种频率在超声波和微波之间的电流，当射频电流流经人体组织时，因电磁场的快速变化使得细胞内的正、负离子快速运动，于是它们之间以及它们与细胞内的其他分子、离子等的摩擦使病变部位温度升高，达到 50℃左右，对病变组织有治疗作用。使病变部分组织的细胞内外水分蒸发、丧失功能，从而达到治疗的目的。室上速的射频消融选用特制的大头消融导管到达病灶所在部位，短时间内发射射频电流，电流功率一般为 20～30 瓦，射频电流接触到心肌组织后使局部升温消融病灶兴奋剂，病灶不再起到传导电信号作用，因而心律失常得以根治。射频电流对心肌局部造成损伤非常有限，3～4 毫米直径范围及深度，不会影响心脏功能。该手术是在X线机器的监视下，通过穿刺血管，把电极导管插入心脏，先检查确定引起心律失常的异常结构的位置，然后把导管定位在该处，通过导管尖端局部释放高频电流，在很小的范围内产生的热效能，使异常结构局部组织丧失功能，达到治疗目的。手术大多于1～2小时完成，患者一般需要住院休息观察2～3天即可出院。随着医学科技的不断进步，导管射频消融术已经成为目前治疗阵发性室上性心动过速的首选治疗方法，同时也是药物疗效不好的其他一些快速心律失常的主要治疗手段，包括心房扑动、房性心动过速和心房颤动等房性心律失常；也包括症状明显频的发室性期前收缩、室性心动过速等室性心律失常。

91. 什么样的室性期前收缩需要行导管射频消融治疗

室性期前收缩是常见的一种心律失常，而频发的室性期前收缩在临床并不少见，有些患者往往有明显症状，影响正常生活、工作与学习,甚至有较重的精神压力和焦虑症状。传统的治疗方法仅仅是药物保守治疗,但往往效果差,病情容易反复,部分病人出现药物的不良反应。导管射频消融技术发展至今,已是一项成熟的根治心律失常技术,随着医学科技的不断发展和新器械的应用,射频消融为室性期前收缩的根治带来了希望,目前认为,在 24 小时中室性期前收缩次数超过 1 万次,药物治疗效果不佳或不能耐受药物治疗的患者,可以做导管射频消融治疗。在术中通过激动标测与起搏标测相结合,寻找引起室性期前收缩的心肌组织起源点与突破点,能使频发的室性期前收缩不再"顽固"而得到根治。目前,在传统的电生理标测技术的基础上,采用更为精确有效的三维电生理标测技术,使频发室性期前收缩射频消融的成功率已达到 90%以上。

92. 什么是室性心动过速

医学上室性心动过速是指起源于希氏束分叉处以下,心电图上显示 3～5 个以上宽大畸形 QRS 波组成的心动过速。通常心电图检查发现三个或三个以上成串的室性搏动，室率≥120 次/分钟，就可以诊断室性心动过速，简称室速。室性心动过速的症状和危害取决于患者合并的基础心脏病和心动过速发作时的心率与发作持续时间。平时没有器质性心脏病，室速发作时心率不快、持续时间短的患者可能仅感觉心悸、胸闷、乏力、头晕、出汗，通常没有生命危险；发作时心率越快、持续时间越长的患者，越容易出现低血压、头晕、休克，严重者甚至可能诱发更为危险的心室颤动而出现晕厥，并危及生命，需要立即救治。

93. 得了室性心动过速该怎么办

平时身体健康没有心脏病的人发生非持续性室速，如无症状及晕厥发作，则无需进行治疗；若发作持续性室速，无论有无器质性心脏病，均应给予治疗；若平时有器质性心脏病的非持续性室速亦应考虑治疗。由于室性心动过速的诊断需要专业的医学知识，患者本身很难通过症状判断自己是否患病，因此在发作心悸时，若感觉心跳的特别厉害，伴有明显的胸闷、乏力、头晕、出汗，甚至意识不清，应立即寻求他人帮助，并尽快联系医疗机构；而更应引起注意的是与这类患者同时在场的其他旁观者，协助其及时联系急救机构尤为重要。

94. 室性心动过速的治疗方法有哪些

室性心动过速的治疗有两个方面，即终止室速的发作和预防复发。室速的治疗方法主要包括以下几种。

(1)药物治疗：主要是在医院静脉注射抗心律失常药物，但某些抗心律失常药物在预防室性心动过速复发和降低心脏性猝死方面的作用不明显，甚至有害，尤其是对于器质性心脏病合并室性心动过速病人，不宜选用。

(2)直流电复律：即通常用除颤器电击恢复正常心跳的办法。在室性心动过速伴有急性血流动力学障碍，如低血压、休克、急性心力衰竭或严重心绞痛发作时应该作为首选急救措施。

(3)经导管射频消融术：经导管射频消融可成功治疗室性心动过速，是目前比较理想的治疗手段。消融治疗对无器质性心脏病的室性心动过速，如特发性左心室或右心室室性心动过速有非常好的效果，成功率在90%～95%以上。

(4)体内埋藏式转复除颤器（ICD）治疗：ICD是埋藏在体内可以自动识别室性心动过速和室颤，而用电除颤等方法终止室性心动过速及室颤的装置，对持续性室性心动过速，特别是有猝死高危险的室性心律失常者有良好疗效，可改善病人的预后，尤其对于器质性心脏病合并明显心功能不全的病人，ICD治疗的病人获益更大。

95. 什么是心房颤动

房颤是心房颤动的简称，是临床最常见的快速性心律失常，其本质是心房内的一种电学异常。相比窦性心律时心房协调的收缩与舒张，房颤时心房各部位呈现出一种快速紊乱的电活动，心房激动的频率（心房率）高达 350～700 次/分钟且不规则，此时心房肌表现为不规则的颤动，从而使心房丧失了正常的收缩与舒张功能。幸运的是由于房室结的过滤作用，这些高达数百次的心房激动并不能全部传导至心室。虽然如此，心室激动的频率（心室率，即我们常说的心率）仍可达到 100～160 次/分钟，远快于正常窦性心律，而且节律也绝对不规律。

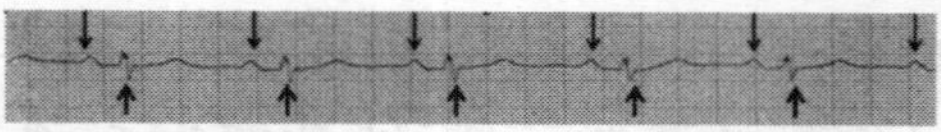

正常（窦性）心律

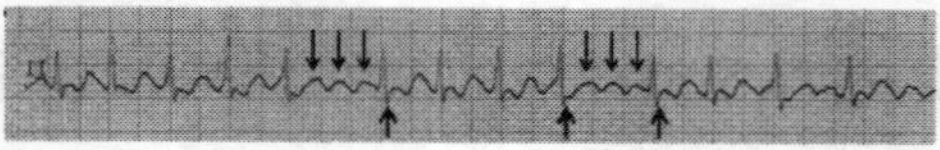

图注：向下的细箭头所示为心房的激动波（P 波），向上的粗箭头所示为心室的激动波（QRS 波），正常的窦性心律时心房的节律非常匀齐、规整，在 50～100 次/分钟之间，心房心室 1∶1 激动；房颤时心房的激动 350～700次/分钟，节律紊乱，心房和心室非 1∶1 激动，心室的激动不规律。

96. 房颤在人群中的患病率有多少

研究表明房颤的成人患病率接近 1%，

而且随年龄增长，其患病率急剧升高，在75岁以上人群已经接近10%，据此估算我国目前至少有约800万房颤患者。

97. 房颤有哪些病因

房颤的病因尚不完全明确，与房颤相关的疾病或因素包括高血压、冠心病、急性心肌梗死、心脏外科手术、瓣膜病、慢性肺部疾病、心力衰竭、心肌病、先天性心脏病、肺动脉栓塞、甲亢、心包炎、合并其他类型心律失常、酗酒或嗜酒、长期精神紧张、电解质或代谢失衡、严重感染等。事实上很多房颤患者临床检查未发现任何已知的基础心脏病，也无其他常见诱发房颤的原因，这种房颤又被称之为特发性房颤，占房颤的6%～15%。只有极少数房颤患者，在诱因去除后房颤消失，大多数房颤患者即便基础疾病得到良好控制，房颤仍然持续或再发。

98. 房颤有哪些症状

(1)心悸：感到心跳、心脏跳动紊乱或心

跳加快。

(2)乏力:体力疲乏或者劳累。

(3)出汗:阵发性房颤发作时患者可出现全身出汗。

(4)多尿:部分患者可以出现多尿。

(5)眩晕:头晕眼花或者昏倒。

(6)胸部不适:疼痛、压迫或者不舒服。

(7)气短:在轻度体力活动或者休息时感觉呼吸困难。

(8)血栓栓塞:造成局部组织缺血,严重者造成脑卒中。

(9)诱发或加重并存心脏疾病的症状,如心绞痛或心力衰竭。

房颤的临床症状取决于心室率、心功能、伴随的疾病以及患者的敏感性,虽然一些病人可能没有任何临床症状,但房颤的危害,特别是血栓栓塞的风险增加。

99. 房颤有哪些类型

根据房颤的发作特点、持续时间以及对复律治疗的反应,目前将房颤分为以下类型。

(1)阵发性房颤：房颤反复发作，但每次发作均可在 7 天内（多在 48 小时内）自行转复为窦性心律者。

(2)持续性房颤：房颤持续发作至少 7 天以上，往往需要药物或电击才能转复。

(3)长病程持续性房颤：房颤的持续时间已经超过一年或终身。

无论何种类型的房颤，发现、诊断和治疗的越早，获得满意治疗效果的机会就越大。

100. 房颤有哪些危害

(1)生活质量明显下降：心率快和节律不整齐可使病人感到心悸、胸闷、出汗、乏力、头晕，甚至晕倒，影响日常生活和工作，患者对房颤多伴有焦虑及恐惧心理。有研究显示，房颤患者的生活质量甚至低于冠心病患者。

(2)房颤时，由于心房丧失收缩功能，血液易在心房内淤滞而形成血栓。如果血栓脱落则可随着血液流动到全身各处，其中 90% 的情况导致脑栓塞（卒中、偏瘫），另外 10% 则导致肢体动脉栓塞（剧烈疼痛、无脉，严重者甚至需要截肢）或内脏动脉栓塞（剧烈腹痛、血便及血尿等）等。房颤患者发生血栓栓塞事件的几率为正常人的 5～17 倍。有报道，非瓣膜病房颤患者不抗凝状态下的年卒中发生率为 5.3%，至少 35% 的房颤患者在其一生中至少发生一次脑卒中。特别值得强调的是，脑卒中具有较高的致残率和一定的死亡率，而且现阶段尚缺乏特效的治疗。

（3）心脏扩大和心力衰竭：心房收缩功能丧失和长期心率增快可以引起心动过速性心肌病，可导致心脏扩大和心力衰竭，患者表现为气短和呼吸困难，活动时加重。

（4）增加死亡率：房颤本身即可增加死亡率（是健康人群的 2 倍），在心律失常的死因中占第二位，仅次于室颤。

101. 如何诊断房颤

房颤的诊断并不困难，根据临床症状和体征可以初步诊断房颤，房颤发作时的心电图是确诊的依据，如果发作频繁持续时间短暂者可进行 24 小时动态心电图检查确诊。

102. 房颤治疗的目的是什么

转复房颤心律，使之恢复并且长期维持窦性心律，是首选的治本之策。控制房颤发作时快速的心室率，改善患者的生活质量，是姑息的对症治标之策。预防房颤的血栓栓塞或脑卒中并发症，是无奈的预防后果之策。

103. 房颤的药物治疗方法有哪些

（1）抗凝治疗：对血栓栓塞高危风险的患者进行抗凝治疗，是预防脑卒中的重要措施。抗凝治疗的不足是需要经常抽血化验以减少抗凝治疗过度导致的出血及抗凝不足导致心房内血栓形成的风险。

（2）转复和维持窦性心律：这类药物主要有胺碘酮、决奈达龙、索他洛尔、普罗帕酮及莫雷西嗪等，转复窦性心律的药物多需要长期服用以维持窦性心律，但这类药物多副作用明显甚至增加死亡率，且维持窦性心律的成功率不足50%，多表现为使用初期有效，随着使用时间的延长，药物效用降低或失效。

(3)控制房颤发作时的快速心室率:这类药物主要有地高辛、β受体阻滞药(如美托洛尔)和钙离子拮抗药(如合心爽)等,控制心室率虽然可以改善症状但是并不改善预后,而且由于房颤依然存在故无法避免血栓栓塞的风险。通常认为静息时房颤心室率不超过80～90次/分钟,轻度活动时心室率在110次/分钟左右是比较理想的心室率控制标准,但目前对心室率控制的标准尚存争议。

房颤患者通过脉搏计数得到的心跳次数通常少于实际的心跳次数,尤其是在心率偏快的情况下,其原因是房颤时心室的搏动(心跳)极不规律,如果后面的心室跳动(收缩)紧接着前一次心跳,很可能因为此时心室刚泵出去一次血液,还来不及充盈,心室内存血很少,再次泵血,只能泵出少量的血液,根本无法流到外周动脉,因为也就无法引起外周动脉的搏动,从而导致有心跳但脉搏却不能触及的情况,这种情况医学上叫做脉搏短促现象。因此通过数脉搏计算心跳的方法是不准确的。

104. 房颤的非药物治疗方法有哪些

(1)电复律治疗:是通过体外直流电电击的方法使房颤转复为窦性心律,其优点是简便易行,缺点是复律前后需要进行一段时间有效的抗凝治疗或复律前需进行经食管超声以排除心房血栓,需住院施行。

(2)左心耳封堵术:因绝大多数左心房血栓位于左心耳,因此,如将左心耳封堵住,理论上可以减少大多数的血栓形成,目前正在对相关器械和方法进行评估。

(3)外科手术治疗:外科手术主要适合于房颤同时合并有其他需要心脏外科手术干预的疾病(如需进行外科修补或矫正的先天性心脏病,需做瓣膜置换的风湿性心脏病,需要外科搭桥的冠心病等)。

(4)导管射频消融治疗:这种手术在国内外临床开展已有 10 余年,是一种成熟的治疗技术,尤其是对阵发性房颤和持续时间不长的持续性房颤治疗效果良好 。

105. 为什么房颤病人需要抗凝治疗

血栓形成与栓塞:这是房颤最严重的危害所在。房颤时由于心房丧失收缩功能,血液易在心房内淤滞而形成血栓。如果血栓脱落则可随着血液流动到全身各处,其中90%的情况导致脑栓塞(卒中、偏瘫),另外10%则导致肢体动脉栓塞(剧烈疼痛、无脉,严重者甚至需要截肢)或内脏动脉栓塞(导致剧烈腹痛、血便及血尿等)等。房颤患者发生血栓栓塞事件的几率为正常人的5～17倍。有报道,非瓣膜病房颤患者不抗凝状态下的年卒中发生率为5.3%,约有35%的患者在其一生中至少发生一次脑卒中。特别值得强调的是,脑卒中具有较高的致残率和一定的死亡率,而且现阶段尚缺乏特效的治疗方法。

为减少血栓栓塞的风险,若无禁忌证,所有房颤患者均需服用阿司匹林等抗血小板药物或华法林等抗凝药物治疗。具体采用哪种药物需医生根据血栓栓塞的风险进行评估。房颤导管消融术后由于心房肌顿抑的存在,心房功能不能立刻恢复，仍有形成血栓的可能，所以仍需服用抗凝药物华法林治疗一段时间，以减少术后血栓栓塞的风险。

106. 哪些房颤患者容易发生脑卒中

房颤高危的单因素包括既往的血栓栓塞病史（脑卒中、一过性脑缺血发作或体循环栓塞）和风湿性心脏瓣膜病（尤其是二尖瓣狭窄）。除以上两种情况之外，如合并有以下情况超过两种者，也是发生脑卒中的高危人群。这些情况包括年龄≥75 岁、高血压、糖尿病、心功能不全。

107. 华法林是什么药物

华法林最初是由美国威斯康星大学的一位教授从腐败的甜三叶草中提取出来的，这位教授观察到马吃了腐败的甜三叶草后出现出血现象，认为腐败的甜三叶草中可能存在一种导致出血的物质。华法林最初是作为一种灭鼠药使用的，后来作为抗凝药物逐渐应用于人类，起初用于合并瓣膜病的房颤脑卒中的预防，后来发现非瓣膜病房颤的脑卒中率也很高，随即应用于非瓣膜病房颤的卒中的预防。

108. 哪些病人需要服用华法林抗凝

预防房颤血栓栓塞应当根据患者发生脑卒中出血的绝对危险性、个体相对危险性和实际获益选择抗血栓药物，脑卒中高危人群均应长期口服华法林治疗。房颤高危的相关因素包括血栓栓塞病史（脑卒中、一过性脑缺血发作或体循环栓塞）和风湿性二尖瓣狭窄。具有多个中度危险因素的患者，临床上通常根据 CHADS2 评分来判定患者的卒中风险，CHADS2 评分≥1 的时候需要服用华法林抗凝，CHADS2 评分为 1 的时候既可以选择华法林也可以选择阿司匹林（见下表）。

CHADS2 评分表

危险因素	评分
既往卒中/TIA/血栓栓塞病史	2
年龄≥75 岁	1
高血压	1
糖尿病	1
充血性心衰/左室功能障碍	1
总分	6

109. 服用华法林有什么特殊注意事项吗

华法林用量有较大的个体差异。因此，要保持同样的抗凝强度，不同的患者使用的华法林剂量不尽相同。不同个体之间会由于体质差异而用量不同，同一个体质也会因体重和饮食等的变化而需要改变剂量。华法林的抗凝效果通过抽血化验国际标准化比率(INR)来证实。用量不足，INR 不达标不能起到预防血栓并发症(如肢体血栓、脑梗死)的作用；用量过大而又未能及时发现则将有可能导致出血，最严重的为脑出血，有可能危及生命。因此，华法林剂量的调整十分重要，服用华法林一定要坚持按医嘱抽血化验。在相同饮食和用药背景下调整出来的华法林剂量是可靠的。

110. 服用华法林出血怎么办

服用华法林有出血的风险，特别是在 INR＞3.0时，遵医嘱定期复查 INR 尤显重要。常见的是皮肤、黏膜的出血，少数情况下会出现颅内出血或内脏出血，后者有时会危及生命。如出现出血并发症需要立刻停药，并抽血查 INR，并及时与医生联系，决定进一步处理措施。

111. 哪些患者适合进行转复窦性心律治疗

虽然药物和电复律对房颤没有治疗作用，但对于一些特殊的患者，维持窦性心律对于血流动力学很重要，因此需要紧急的心律转复，如风湿性心脏瓣膜病二尖瓣狭窄、肥厚型心肌病，以及合并有冠状动脉严重狭窄的冠心病患者，一旦出现快速的房颤，患者就会出现血压下降、心绞痛发作、晕倒、心力衰竭、呼吸困难等表现，需要紧急的电或药物复律以终止房颤，恢复正常的窦性心律。另外对于发作频繁的阵发性房颤患者或持续时间不长的持续性房颤患者，如不愿接受房颤导管射频消融治疗，可以考虑进行转复治疗后以药物维持。但通常抗心律失常药物使用一段时间后疗效降低或失效，房颤会复发。

112. 常用的转复窦性心律药物胺碘酮的不良反应有哪些

(1)甲状腺功能异常(甲状腺功能减退或甲状腺功能亢进)。

(2)长期较大剂量服用可致肺纤维化。

(3)肝功能损害。

(4)角膜色素沉积、光过敏等其他不良反应。

113. 应用转复窦性心律的药物注意事项有哪些

(1)服用胺碘酮2个月后需查甲状腺功能、肝功能,以后每2～3个月需要查1次,长期服用每半年须复查X线胸片1次。

(2)抗心律失常药物(特别是索它洛尔)对心电图有影响,即使无任何不适,也应定期复查心电图,特别是起始服药一周内至少查心电图1次。

(3)出现任何不良反应或由于用药导致症状加重,需要先停药并及时看医生以确定原因，再决定是否继续服用或减量。

114. 哪些房颤患者适合接受微创外科消融术

(1)症状明显的抗心律失常药物治疗无效，或不能耐受抗心律失常药物治疗的阵发性和特发性房颤患者及持续性房颤患者

(2)存在华法林、阿司匹林等抗凝、抗血小板治疗的禁忌证。

(3)导管射频消融禁忌者(如合并左心耳血栓)。

115. 外科微创消融治疗房颤的优势

(1)消融所形成的损伤较导管射频消融更确切。

(2)术中可同时施行左心耳切除，从而可能在根本上消除了因房颤而导致的血栓形成和栓塞风险(但可能对左心房的功能有负面影响)。

(3)便于对心外膜迷走神经节(Ganglionic Plex，GP)进行导管射频消融治疗。

116. 哪些房颤患者适合进行导管射频消融术

(1)发作频繁的阵发性房颤或症状明显的持续性房颤患者。

(2)药物治疗无效或不愿服用药物的房颤患者。

(3)不能耐受抗心律失常药物,或用药后出现严重不良反应者。

(4)并存严重心脏疾患如心衰的患者,有时需要先治疗并存疾病,以便患者能够耐受射频消融手术。

(5)已经置入永久性心脏起搏器、置入式心律转复除颤器(ICD)或风湿性心脏病人工心脏瓣膜置换术后的患者亦可接受该治疗。

(6)年龄>80 岁者需视患者的一般状况决定。

117. 对房颤的认识存在哪些误区

房颤没有症状无需治疗,如有症状,需注意以下原则。①阵发性房颤比持续性房颤血栓风险低；②阿司匹林和华法林抗凝效果相当；③老年人房颤导管射频消融风险高，安全性差；④瓣膜置换术后的房颤患者无需治疗；⑤器质性心脏病患者的房颤不能根治；⑥房颤患者只能药物治疗；快慢综合征患者只需进行安装心脏起搏器治疗。

118. 什么叫阵发性室上性心动过速

从广义上讲，心室以上部位的心动过速都叫做室上性心动过速，简称室上速，除了折返性室上速外，还包括房性心动过速、房扑、房颤等。从狭义上讲，一般将由于房室结折返或房室折返引起来的心动过速称为室上速，本书所叙的室上速都是此类。

119. 为什么会得室上速

正常人从心房到心室只有一条通道，心脏电信号通过这条通道从心房传到心室引起心室收缩，完成一次心跳过程。而室上速的患者往往是由于胚胎发育等问题，在房室结内有快慢两条传导通路形成环路；或心房和心室之间又多了一条或几条传导通道，多出来的通道与正常通道可能首尾相接，形成环路。当心脏电活动沿着正常通路下传，又沿着异常通道回传，可能使得电活动在此环路中不停循环起来，导致心动过速发生。

120. 阵发性室上速有几种

分为房室结折返性心动过速和房室折返性心动过速。

(1)房室结折返性心动过速(AVNRT)：是由于房室结内具有快慢两条或多条传导通路引起的折返而发生的心动过速。

(2)房室折返性心动过速(AVRT)：是由于房室之间除有正常的传导通路之外，还存在胚胎发育时遗留的旁道，从而形成折返，有时从普通心电图可以诊断预激综合征。

121. 室上速发作时会有什么感觉

大多数病人在室上速发作时会突然感到心跳加快，如果会自己数脉搏，这时的脉搏很快，可达 160～180 次/分钟甚至更快，有时伴有胸闷、气短、乏力、头晕等。当心动过速以至于影响到血压时，也会出现眼前发黑、站立不稳，甚至晕厥等现象。症状持续时间长短不一，从数分钟到数小时都有可能。好转时常会突然觉得心动过速停止，心跳恢复正常，即通常所说的“突发突止”现象。

122. 室上速患者日常生活中应该注意什么

患此疾病的人通常心脏结构没有明显异常，不发作心动过速时和正常人一样，所以没有特别需要注意的事项，但是如果发作有明显的诱因则应当注意避免。例如，有些人在劳累或熬夜后容易发作，就应当注意休息，避免过度劳累；有些患者可能在运动时容易发作，则应当尽量避免剧烈的体育运动。日常饮食和正常一样，无需特殊调理。

123. 室上速发作时是否有生命危险

室上速的发作大多没有生命风险，但是少数情况下也有可能比较危险。例如，存在房室旁路，同时又有房颤的患者，发作房颤时可能会导致特别快的心室跳动，这种情况下可能会危及生命，需要紧急处理。还有一些室上速持续时间很长，不能自行终止，以至于影响到了患者的血压、心功能等，可能会导致晕厥，也需要到医院紧急处理。

124. 室上速发作时如何处理

发作时不必过于紧张，可以找地方坐下或平躺下来，以避免头晕时摔倒。可以尝试做以下动作：吸气后屏气做呼气动作；以冷水浸面；以手指或压舌板按压、刺激咽后壁引起恶心反射等，可能会终止室上速的发作。如果长时间持续不能终止的话，可能需要到医院给予药物或直流电复律治疗。

125. 怎样明确诊断室上速

凭发作时的心电图一般就可以确诊室上速。但室上速发作多呈阵发性、突发性，很难记录到发作时的心电图。所以，如果有心慌的感觉时，应尽量做份心电图，这样再找医生看病容易做出正确的诊断，如果没有发作时的心电图，可能需要行 24～48 小时的动态心电图检查。但即使这样，在短短的一两天内，如果不发作的话，也很难记录到。目前，有一种电话心电图，患者手持一种类似手机样的记录仪，在感觉不适时由本人随时记录下来一段心电图，然后通过电话传输到网络终端，医生就可以看到当时发作时的心电情况，以此来明确诊断。电话心电图携带的时间更长，可达一周到一个月左右，对于室上速的诊断有一定优势。而对某些症状十分典型，发作又比较频繁的患者，也可以考虑进行有创的电生理检查来明确诊断。建议发作心动过速时及时到附近的诊所或医院行心电图检查，以明确诊断。

126. 室上速能否靠服药治疗

药物治疗效果不佳，而且由于室上速间断发作，没有明显规律，而长期口服抗心律失常药物又有一定的副作用，甚至可能导致其他的心律失常，所以如发作不频繁，不主张预防用药。可以采用发作时单剂量药物口服的方法，口服的药物包括普罗帕酮、β受体阻断药、维拉帕米和硫氮䓬酮等。对于伴有器质性心脏病的患者，不应自己用药，需尽快去医院处理。如果室上速发作比较频繁，影响到日常生活的话，则应该考虑行射频消融手术治疗。

127. 室上速患者什么情况下需要手术治疗

如果室上速发作频繁，不能自行终止，经常需要到医院药物转复治疗，影响到日常生活的话，首选建议导管射频消融治疗。对某些特殊的情况，也建议先进行导管射频消融治疗，如准备怀孕的年轻女性，一旦怀孕，心脏负荷加重，室上速往往更容易发作，而此时药物治疗又受限，最好先手术治疗成功后，再行妊娠更为妥当。还有一些面临升学、工作体检的患者，也可以考虑尽早射频消融治疗。

手术成功率很高，室上速的消融成功率可达95％～98％，术后与正常人一样，可以避免因此带来的麻烦。对于一些高风险职业的患者则必须进行导管射频消融治疗，如公交车司机、飞行员、水下作业人员等。由于导管射频消融治疗技术成熟，安全，成功率高，创伤小，不需要开刀，手术当天大多数病人可以下地活动，术后2～3天就可以出院，而且是根治，所以，目前在医学治疗指南，对阵发性室上速，病人如有室上速发作，可以选择导管射频消融治疗。

128. 导管射频消融术术前需要做什么准备

手术之前会进行血常规、生化常规等检查，以确定有无手术禁忌征；有些时候需要行心脏彩超检查，以了解心脏结构有无异常；手术前应注意休息、保暖，避免感冒。手术前一天会进行备皮，也就是剃除胸前区及腹股沟部位的毛发，以利于消毒，避免局部感染。术前会进行碘剂皮试，明确有无过敏，以避免在术中应用含碘造影剂时可能的过敏反应。术前一晚只需要正常饮食，早点休息即可。如果是一早进行手术，手术当天早晨需要禁食水。

129. 导管射频消融术的过程

首先需要在穿刺部位进行局部麻醉，之后穿刺股静脉和(或)锁骨下静脉，建立进入体内血管的通路。这种通路仅是一个针眼大小，建立通路后，就会将标测电极导管沿着这些血管送入到心脏的心房、心室等各个不同部位，记录其心电活动。也可以通过体外刺激以诱发或终止心动过速的发作，以明确心动过速的机制。通过检查明确发病机制之后，即可开始消融治疗。消融是选用特制的消融导管到达病灶部位，释放射频电流，使局部心肌组织失去功能，从而不能再发生心动过速。消融结束后会重复电生理检查，以明确室上速不能再被诱发。由于是局部麻醉，所以整个手术过程中患者都会保持清醒，可以随时和医生交流感觉或症状，以取得最好的医患配合。室上速的导管射频消融手术是一种微创手术，手术的风险很小，一般都比较安全，并发症发生率为 0.1%～1.0%。绝大多数是可以处理的。

130. 导管射频消融术术后有哪些注意事项

手术之后一般需要平卧休息。穿刺大腿静脉的患者，可能需要平卧休息 6～8 小时，而穿刺大腿动脉的患者，则需要平卧休息 12 小时左右，并且需要加压包扎，沙袋压迫。这些都是为了防止穿刺部位的出血、血肿等合并症。除此之外，没有什么需要特别注意的，可以正常饮食，术后第二天一般就可以正常活动，甚至可以出院了。

131. 导管射频消融术术后还需服药吗

手术一般会使室上速得到根治，所以术后不需再服抗心律失常药物治疗。但是术后一般需要口服阿司匹林 1～3 个月，以避免局部创面上形成血栓。

132. 导管射频消融术术后会复发吗

射频消融术治疗室上速的成功率可达95%以上，所以术后的复发率很低。少数旁道位置靠近于正常传导通路，或是消融导管难以到达的位置，复发率可能会高一些，但是对于大多数患者来说，导管射频消融都是安全有效的，是室上速的首选治疗方法。